Concise Guide to Psychodynamic Psychotherapy:

Principles and techniques of brief, intermittent, and long-term
psychodynamic psychotherapy

(Third Edition)

心理动力学心理治疗简明指南

短程、间断和长程心理动力学心理治疗的原则和技术

（第三版）

罗伯特·J. 尤萨诺（Robert J. Ursano）

［美］斯蒂芬·M. 索南伯格（Stephen M. Sonnenberg）　著

苏珊·G. 拉扎尔（Susan G. Lazar）

曹晓鸥　译

中国轻工业出版社

图书在版编目（CIP）数据

心理动力学心理治疗简明指南：短程、间断和长程
心理动力学心理治疗的原则和技术：第三版／（美）罗
伯特·J. 尤萨诺（Robert J. Ursano）等著；曹晓鸥译. —
北京：中国轻工业出版社，2018.5（2025.2重印）
ISBN 978-7-5184-1788-9

I. ①心… Ⅱ. ①罗… ②曹… Ⅲ. ①精神疗法－
指南 Ⅳ. ①R749.055-62

中国版本图书馆CIP数据核字（2017）第311758号

版权声明

责任编辑：戴　婕　　　　　责任终审：杜文勇
文字编辑：罗运轴　　　　　责任校对：刘志颖
策划编辑：戴　婕　　　　　责任监印：吴维斌

出版发行：中国轻工业出版社（北京鲁谷东街5号，邮编：100040）
印　　刷：三河市鑫金马印装有限公司
经　　销：各地新华书店
版　　次：2025年2月第1版第7次印刷
开　　本：710×1000　1/16　印张：14.5
字　　数：120千字
书　　号：ISBN 978-7-5184-1788-9　　定价：46.00元
读者热线：010-65181109
发行电话：010-85119832　　010-85119912
网　　址：http://www.chlip.com.cn　http://www.wqedu.com
电子信箱：1012305542@qq.com
版权所有　侵权必究
如发现图书残缺请拨打读者热线联系调换
250002Y2C107ZYW

推 荐 序 一

李孟潮

精神科医师，个人执业

20多年前，本书曾以"中德高级心理治疗师连续培训班"复印教材出现，是最早被引入中国的当代动力学疗法教材。2000年，杨华渝老师翻译的译本（书名为《精神分析治疗指南》）在北京出版社正式出版。2001年，台湾心理出版社出版了刘德威、王梅君、高恒信等翻译的此书的第三版。2010年，人民卫生出版社出版了林涛、王丽颖翻译的此书第三版（《心理动力学心理治疗简明指南》）。现在中国轻工业出版社"万千心理"即将出版的由曹晓鸥翻译的第三版，是本书第四次被翻译了。

一书多译这种现象，一般只出现在经典文学名著身上，医学技术类著作出现这种情况是很罕见的。由此可见本行业对此书的重视。

除了中德班以外，其他好多心理治疗师培训项目，如中美精神分析联盟（The China American Psychoanalytic Alliance，简称CAPA）等，也选用此书作为培训教材。当年我们拿到此书，可以说是如获至宝，那时候，英文书籍非常难获得，没有宽带网络，没有亚马逊网，大多数图书馆里很少有英文书籍。精神科医生们也非常贫穷，连复印书籍都要考虑一下，更不用说花钱去买外文书了。128k的网络兴起后，我花了1000多元去亚马逊网和易贝网（e-bay，那时候也没有淘宝海外购）买投射性认同的英文书，被同行们侧目以视，他们暗地里猜测我是不是富二代。

在这种艰苦的情况下，我们把所有中文材料，拿过来唒了又唒，发挥想象开始做治疗。中德班变成了神圣不可侵犯的神殿，谁要能被录取那就是范进中举的感觉。中德班的这本教材，当年就类似武功秘籍，不是过命交情的兄弟是不借的。而如今，可以说英文资料是过度泛滥，让人眼花缭乱，谁要找我要教材，几秒钟我就可以把几十本电子书砸过去。

和众多动力学教材比起来，本书的优胜之处，在于浅显易懂。因为它本来就是美国精神科协会写给临床医生的简介教材，针对的读者群大多是医学院高年级学生到实习医生这个群体。浅显易懂，是评价初级教材的最重要指标。本书在这一项上基本可以打满分，不但语言非常通俗，而且还把关键概念做成了书后的列表。在全书中也列出了十多个表格，一目了然。《易经》有言，"易则易知，简则易从。易知则有亲，易从则有功。"这本教材的亲和力就来自这种简易功夫，易简之美。

入门教材的第二个评价指标是广泛性。这本教材在这方面做得也不错，基本上覆盖到了临床治疗的所有基础议题：治疗设置、收费、保险、基本原则、治疗过程动力学（评估、初期、结案）、治疗中期的防御和阻抗、移情-反移情、梦工作、危机干预、边缘人格、短程治疗和支持治疗等，甚至还有一个精神分析简要历史列表。

对于入门教材来说，我们本来不能期望它有多高的深度，不过本书在这方面居然也给了我们一些惊喜，主要体现在它每章后面的附加阅读书目上。附加书目里面的好多文献是较为深入的，有些甚至是 PEP（Psychological electronic publishing，简称为 PEP）里面的期刊文献，这些文献一般是比较精深的治疗师才阅读的。

对于阅读此书的读者，我会有以下几个建议：

第一，首先要避免我们这些油腻的中老年人当年的那种"经院阅读法",就是以为此书就代表着精神分析动力学治疗的全部,以为此书就是每一字、每一句都隐含着深言大义。我们当年对教材的理想化和圣经化,有其外因和内因。

外因是文化资源缺乏,长期接受崇洋教育,恰好二十世纪八九十年代又迎来了改革开放后上下一致的理想化"欧美文化"的热潮,甚至连美国食品都被美化了。所以我们当年读精神分析,就犹如朱熹读《论语》,雷锋读《毛主席语录》。

内因在于,我们50后、60后、70后这几代中老年人,在当时是没有什么机会接受个人分析的。而因为种种原因,我们这三代人都存在或多或少的前俄狄浦斯创伤和固着——父性缺席、母性丧失、自恋充盈,又没有机会得到很好的修通。所以我们把一个夸大、全能、理想化的导师,投射到各种"中美、中德、中英、中挪、中意、中巴"班老师身上,以及他们的西装领带和教材身上。

现在,在我们这批人接受个人分析10年数百次后,回头看这本当年曾经被自己奉为圣经的书,也是一场春梦喜相逢、倚柱寻思倍惆怅。其实,它只是介绍了通用治疗(general treatments)的基础原则而已,一般来说,入门教材,就是一本充满着含混、错误和不足的教材。

正如 Otto Kernberg——这位已经被写进精神分析历史书,唯一一位还活着的大师——在杭州告诉我们的,学习动力学治疗,更重要的是学习特异疗法(specific treatments),比如说针对人格障碍的移情焦点治疗,针对焦虑障碍的核心冲突关系主题法(Core Conflictual Relational Theme,简称为 CCRT)等(Yeomans, F. E., Clarkin, J. F., & Kernberg, O. F. , 2015;Leichsenring, F., Beutel, M., & Leibing, E., 2007)。

第二,作为入门教材,本书还有几个方面是可以发展的:

(1) 作为入门教材,应该在每章之前有内容概要,每章之后有一些习题，如案例片段等，同时还应该有教师和学生配套手册，有配套的 PPT 课件和录像。

（2）本书的文献引用显得有些陈旧了。很多心理动力学疗法的重大革新都没有被纳入进来。这些重大革新主要体现在两个领域：一个是动力学心理治疗界已经有了很多随机对照试验，另一个是神经精神分析和工作的大脑机制的研究。

这两方面，在"万千心理"的另一本基础教材——徐勇老师组织翻译的《长程心理动力学心理治疗：基础读本》中得到了很好的补充。

第三，本书的可操作性还是不够，比如自我功能测查、防御机制测量，其实有很多量表。这个在一本名为《Psychodynamic Diagnostic Manual（PDM-2）》的书中有较好的介绍。

最后，也是最重要的，我认为，作为中国的新一代心理治疗师，我们一定要意识到，目前我们国内流行的所有心理学疗法，几乎全部都在模仿、照搬西方模式，尤其是美国模式，从教材到培训体制。

盲目照搬美国模式，在医学界已经引发了严重后果，老百姓看病难，和这种倾向有一定关系。（玛雅，2015）

在中国心理治疗界，既可以说我们照搬得还不够，也可以说，正因为美国心理治疗模式很不适应中国土壤，所以我们才没有盲目照搬。这方面的隐患刚刚开始冒头，但是已经值得我们警惕了。

首先，美国的心理治疗界，遵循逻辑实证主义和科学主义的传统，它有两个假设：

假设1："心理"是科学研究的范畴，科学研究方法可以运用于"心理"研究。

假设2：西方现代医学是"科学"，所以医学思维可以运用到心理治疗的研究探索中。

在这两个假设前提下，他们的培训系统中开始强调，当学生们学习心理治疗时，也是有以下几个假设：

假设1：通过科学研究，（循证医学）最终可以发现几个最有效的疗法、几个最有效的治疗关系因子。

假设2：这些最有效的因素可以组合，形成较为标准的治疗方法。

假设3：学生们通过个人分析、参加督导、模仿上级医生或治疗师的作为，就可以学会心理治疗。

假设4：接受培训越多的治疗师越能胜任临床工作。

这一些假设，其实也不见得全部成立，近年来已经受到了美国人自己的挑战（Wampold, B. E., & Imel, Z. E., 2015）。但是即便他们全部成立，他们也许是符合美国人的生活习惯和国民特性的，而不见得就适合中国人。

我们知道，美国人的主流性格类型是外倾思维和外倾情感。理性主义对美国人来说，应该是从小养成的思维习惯。比如美国中小学的作文，大部分内容都是在培养学生的批判性思维，为一个个"科学美国人"做准备。而中国人的中小学作文，则非常注重美感、词语、韵律，这既是和中国文言文传统的神韵遥相呼应的，也是中国人优势心理功能、内倾直觉的体现。

在美国的心理治疗入门教材中，从头到尾都是科学、操作、研究结果、参考文献。我们几乎看不到任何一本美国教材，会提出艺术、宗教、哲学修养，对于治疗师成长的重要性。而中国的治疗师，平常都在做的事情是什么呢？——禅宗、诗歌、音乐、绘画、易经、道德经，等等。几乎很少有中国同行定期阅读本行业的主流期刊，包括我自己。从业初期，我坚持阅读了《美国精神科期刊》等主流期刊两年，但是实在看不出这一堆堆的数据和量表，对我的临床工作能力有何提升作用？后来，我坚持阅读《国际精神分析期刊》等比较"文艺"的期刊至今，虽然我觉得这些期刊对于"技术"提升的确有帮助，但是要说到治疗师的"心性修养"，我觉得还是中国传统的文学、哲学作品更有裨益。

"刚柔交错，天文也；文明以止，人文也。观乎天文以察时变，观乎人文以化成天下。"对待来自另外一个文明社会的心理治疗，我们首先可以观察其道，观照自己内心对此文化建构的种种情绪，然后再有选择地或继承、或选用、或扬弃，这样才能真正地帮助我们的来访者！

■ 参考文献

[美]罗伯特·厄萨诺等著，杨华渝等译. (2000). 精神分析治疗指南. 北京出版社.

玛雅. (2015). 民生保障：新中国经验vs市场化教训——专访经济学家、北京大学教授李玲. 经济导刊 (8), 56-64.

乌尔萨诺著. 刘德威、王梅君、高恒信等译. (2001). 心理动力式心理治疗简明手册. 心理出版社.

Robert J. Ursano, Stephen M. Sonnenberg, & Susan G. Lazar著，林涛、王丽颖译. (2010). 心理动力学心理治疗简明指南. 人民卫生出版社.

Leichsenring, F., Beutel, M., & Leibing, E. (2007). Psychodynamic psychotherapy for social phobia: a treatment manual based on supportive–expressive therapy. Bulletin of the Menninger Clinic, 71(1), 56-83.

Wampold, B. E., & Imel, Z. E. (2015). The Great Psychotherapy Debate, 2nd Edition.

Yeomans, F. E., Clarkin, J. F., & Kernberg, O. F. (2015). Transferencefocused psychotherapy for borderline personality disorder: A clinical guide. Washington, DC: American Psychiatric Publishing.

推荐序二

张沛超

心理咨询师，个人执业

非常高兴有机会借此经典教材再版之际，分享一下我作为本书多年的受益者的感激之情！

这本书初版时的书名为《精神分析治疗指南》，是我入行读的第一本有关临床技术的书。当时武汉忠德心理医院的住院部位于武汉市几乎最北边的岱家山，我揣着这本书以及它的姊妹书《精神分析入门》（查尔斯·布伦纳著）和自己的铺盖卷就住进去了。靠着看一章、在住院病人身上"比划"一章的节奏，打下了最初的基本功。幸好这本书很薄，我几乎是随身携带，看了一遍又一遍，红笔画来蓝笔圈。后来参加中美精神分析联盟（The China American Psychoanalytic Alliance，简称CAPA）的培训，教技术课的老师Ralph Fishkin博士也要求我们阅读该书的某些章节。据他说，美国的好几代精神分析师都是读着这本书成长起来的。

后来我对精神分析技术的兴趣一发不可收拾，找到了当时几乎所有能找到的英文教材专门研究精神分析技术。当然其中有很多都不错，但问题是有些教材的编著者本身就是大家，写起来不免会厚此薄彼，站在自己宗派的立场上取舍或臧否。而有些教材似乎为了克服这一点，邀请多位不同流派的人各自写一部分再结集成书，这固然丰富了读者的视野，但由于各章作者写的内容深浅不一，风格各异，难以形成系统。另有超级大部头型的作者，如德国的 Helmut Thomä 与 Horst Kachele 所著的三卷本及阿根廷的前国际精神分析协会主席 R. Horacio Ecthegoyen 所著的超级"巨无霸"，都可以作凶器使用，这类教材当词典查查可以，当入门书用就太艰深了。而本书完全没有以上问题，第一作者 Robert J. Ursano 在精神分析电子数据库里只有一篇文章，而且只是一篇评论，显然不是洋洋洒洒几百篇发表量的大咖，但这样的好处也显而易见，令本书没有门户之见。作者们专心致志编一本基础教材，这才有了呈现给各位的第三版，这功德其实不小。

总体而言，本书是以美国自我心理学为基础的，但是也吸收了客体关系理论和自体心理学的文献，而且"与时俱进"地加入了短程心理治疗、支持性心理治疗及边缘型人格障碍的治疗等短小精悍且实用的篇章，行文要言不烦，内容实用可靠，而主干部分居然仍然控制在两百页之内，能把书写小也是很不容易的！

所以，个人以为，直到今天本书仍然是动力学取向最好的临床导论，我非常乐意向各位推荐！

前　言

　　如今的新手治疗师通常并不像过去那样具有广泛的精神分析的背景知识。事实上，在受训中细致地学习一种特定的心理治疗的机会常常是有限的。然而作为临床医师，新手治疗师可能想要理解和使用心理动力学心理治疗，作为自己所具备的治疗技能的一部分。同时在评估和治疗那些可能不太适合或不太可能接受全程的心理治疗的病人时，也可以使用心理动力学技术。

　　心理动力学心理治疗的技能及其技术需要持续终生的努力来发展。这种治疗模式给临床医师提供了一扇窗，来理解那些其他观点认为无法解释的行为的含义。心理动力学心理治疗可以是短程的、长程的或间断性的。这些不同的治疗形式有着相似的原则和技术，但又各有利弊。心理动力学心理治疗要求治疗师去识别人际互动模式而不是卷入到"剧"中。在这个过程里，心理治疗师逐渐识别和理解他的反应，这些反应可能会成为治疗中潜在发生事件的早期提示，也可能成为阻碍成功治疗的路障。这一知识和技能也适用于其他精神科治疗模式，包括其他心理治疗、用药管理、精神科联络会诊、门急诊评估和住院治疗。

　　在这本简明指南中，我们为临床医师提供了有关精神分析性心理治疗的概念和技术的最新介绍。心理治疗，尤其是心理动力学心理治疗的疗效和成本－效益，是医学与精神卫生服务的循证实践中特别关注的事情。我们在第1章中纳入了有关这一领域的最新综述，"为什么需要心理治疗"——这一问题通常会在如今的精神卫生服务具有成本意识的领域中被问及。此外，识别出心理动力学干预的基本技能和技术也变得越来越重要，这些基本技能和技术不仅可以被应用于心理治疗中，还可以被用于其他干预方法中。心理动力学倾听和心理动力学评估就是两种这样的技术，它们最好在学习心理动力学心理治疗的背景中被习得，但是它们也能被应用于精神科诊断、治疗和预后评估等方法中。

我们相信，那些希望为精神疾病病人所遭受的痛苦寻求最有帮助的治疗方法的读者，会从本书中获益。我们希望这本书能够传达给大家心理动力学心理治疗及其技术的令人兴奋之处、可以发挥的作用以及需要面对的困难。

Robert J. Ursano, 医学博士

Stephen M. Sonnenberg, 医学博士

Susan G. Lazar, 医学博士

目　录

第 1 章

为何要做心理治疗?

心理治疗成为精神科病人治疗的一部分已经由来已久。临床经验以及不断增长的实证研究都表明,心理治疗既有效,又有较高的成本-效益。心理治疗的效果可以在几个方面有所呈现。艾森克 (Eysenck) 对经典研究所进行的重新评价表明,15节心理治疗所达到的效果相当于自然康复2年所达到的效果 (McNeilly and Howard,1991)。M. L. 史密斯和同事们 (1980) 发现平均效应量为0.68,这意味着在治疗之后,接受治疗的人平均比75%未经治疗的样本有更大的改善 (Sonnenberg et al.,1996)。M. L. 史密斯和同事 (1980) 所发现的效应量比一些其他医学治疗试验研究所获得的效应量大;这些试验因为在完成之前就被终止了,因为数据表明治疗足够有效,以至于再不给控制组进行治疗将伦理不容 (Rosenthal,1990)。与此相似,这种效应量和外科医生对外科手术的说法相当,即做手术的病人66% 能活下来,而如果不做手术,只有34% 能活下来 (Rosenthal and Rubin,1982)。那对于是否需要这样外科手术还有任何疑问吗? 尤其是已经在心理动力学心理治疗中发现了相似的效应量时更是如此 (Crits-Christoph,1992)。

我们必须常常提醒自己、其他医生以及其他健康政策的制定者,精神科疾病并不少见,一样有精神科的"普通感冒"以及精神科的"癌症"存在。当公共卫生需要被视为一个整体时,我们常常忘记精神科疾病这一类别,因此也就忘记了包括心理治疗在内的不同干预类别都是需要的。基于这个精神疾病的分类及其对健康的影响，将心理治疗囊括进所有医疗保险计划内就显现出了实质性的经济优势，这不仅是针对患有原发精神疾病的个人，也是针对患有身体疾病且并发精神问题的人们。

■ 精神疾病

在美国，尽管患有精神疾病的人当中不足50%获得了治疗，但仍有将近50%的成人在其一生中的某个时候会出现精神障碍而未被收治（Kessler et al.，1994）。确实因精神疾病寻求治疗的人当中，只有三分之一的人见到了精神健康的医疗人员。我们常常忘记焦虑障碍是流行最广的精神疾病，每年侵袭17%的成人，并且25%的人终生受其困扰。情感障碍终身发病率是19%；其中，抑郁症是最为常见的（17%）。几乎40%的城市市民体验过严重的创伤，在这40%的个体当中，1/4的人发展为创伤后应激障碍（Breslau et al.，1991）。我们的孩子也存在着大量的问题。心境障碍困扰着17%的儿童（Kashani and Simonds，1979）。在青少年当中，抑郁症的发病率为4%，心境恶劣的发病率是5%（Whitaker et al.，1990）。在男性青少年中，自杀是位列第二的致死因素（疾控中心，1986）。精神疾病和药物滥用所造成的代价，估计已经达到了每年2730亿美元，这些代价包括治疗费用、执法费用、死亡率以及生产力的下降（Rice et al.，1990）。一项研究估计，每年仅抑郁症这一项就花费437亿美元（Greenberg et al.，1993）。

■ 心理治疗的贡献

心理治疗对许多种类诊断的精神障碍病人都很有必要，对许多抑郁的病人可能是极其重要的，尤其是对那些不能服抗抑郁药物的病人，例如孕妇、乳母、一些年纪较大的抑郁病人以及合并身体疾病的抑郁病人。自1987—1997年，在美国使用心理治疗的人数保持恒定，但每个病人的治疗次数有所下降。1997年，10.3%的病人见治疗师20次甚至更多，比较来看，

1987年是15.7%。1997年，总共将近1000万的美国人在门诊心理治疗上花费57亿美元（Olfson et al.，2002）。

抗抑郁药能改善抑郁症的植物性神经系统症状，而心理治疗能提高人际交往质量和自尊感（DiMascio et al.，1979；Klerman et al.，1974）。即使是维持性治疗，形式为每个月见面1次的人际间心理治疗，也能预防抑郁症的复发，维持的时间几乎是安慰剂的两倍（Frank et al.，1991）。对大约50%出现工作功能损害的抑郁症病人而言，延续性的心理治疗也常常是关键的治疗方法，这种损害需要更长的治疗过程，包括心理治疗、药物治疗或联合治疗的方法（Mintz et al.，199）。研究表明，延续性的动力学心理治疗对完美主义的抑郁病人的疗效优于其他治疗方法，包括药物治疗（Blatt et al.，1995）。来自安娜·弗洛伊德中心的研究（Blatt et al.，1995）和其他一些研究（Leichsenring and Leibing，2003；Milrod et al.，2000）都证实了心理治疗对患有严重抑郁症、人格障碍或焦虑障碍的儿童和成人的疗效。由于药物治疗对青少年病人常常缺乏它通常该有的疗效，心理治疗对抑郁的青少年就变得尤其重要了（Ryan，1992）。大量的研究也都证实了心理治疗对于抑郁症病人是很划算的（Cooper et al.，2003；Edgell et al.，2000；Huxley et al.，2000；Lave et al.，1998；Von Korff et al.，1998）。

患有创伤后应激障碍的病人在麻木感和疏离感的症状缓解方面得益于精神药物治疗。然而，延续的心理治疗能够有助于恢复工作和人际的功能（Lindy，1993）。研究证实了边缘型病人至少需要1年、最好是两年半的密集性心理治疗。对于这一群最为困难的病人，这样的治疗带来的结果是工作功能的提升，以及自杀倾向、医疗花费、精神科住院和进急诊室治疗的概率降低（Heard，1994；Hoke，1989；Linehan et al.，1991，1993；Stevenson and Meares，1992）。还有一些另外的研究也证明了对边缘型病人进行心理治疗的良好性价比（Clarkin et al.，2001；Hall et al.，2001；Meares et al.，1999）。一项研究显示，与对焦虑或抑郁的病人做治疗相比，边缘型病人在开始改善之前，需要更长时间的心理治疗过程（Howard et al., 1986）。患多重人格障碍的病人也常常有生命早期的虐待和创伤历史。一位研究者撰文说明，为了解决人格破碎的问题，至少需要两年半每周两次的心理治疗，在这之后，治疗也需要继续（Kluft, 1988）。这些病人在接受了延续性的心理治疗以后，能够大大减少住院治疗中的医疗花费（Kluft, 1988）。

精神分裂症的病人也受益于心理治疗。家庭治疗尤其被证明有着很高的性价比，因为它减少了复发与住院治疗。一项研究发现，单一家庭治疗（single-family psychotherapy）的投入获益比（治疗费用与省下的住院治疗费用之间的比率）是1∶17，而多家庭治疗（multiple-family psychotherapy）则是1∶34（McFarlane et al., 1995）。其他一些研究也报告了对精神分裂症病人使用依据心理治疗方法进行的心理社会干预所带来的性价比（Brooker et al., 1994；Lieberman et al., 1986；Rund et al., 1994；Tarrier et al., 1989, 1991）。

■ 心理治疗与内科疾病

内科和外科病人是精神疾病的高风险人群，所以他们可能需要特定的心理疗法。和其余人口相比，内科和外科病人焦虑及抑郁的发病率更高。11%的内科住院病人和6%的初级医疗机构的病人患有抑郁症（Katon and Sullivan, 1990）。癌症病人中有一半患有精神疾病。对转移性乳腺癌的病人进行为期1年的动力学心理治疗，结果他们表现出恶心、疼痛、抑郁以及焦虑的减轻，而且报告称这也引发了存活率的大幅提升（Spiegel et al., 1989）。更短程的心理治疗与恶性黑色素瘤病人的存活率升高存在相关（Fawzy et al., 1990, 1993）。很相似的是，给糖尿病儿童在15周的住院治疗期间进行每周3～4次的心理治疗，与没有进行心理治疗的控制组病人相比，他们在此之后有了稳定得多的内科治疗过程（Moran et al., 1991）。

未经良好调节的内科病人的医疗花费几乎是良好调节病人的两倍（Browne et al., 1990）。研究表明，通过联络会诊服务进行的心理治疗性干预降低了躯体化障碍病人（G. Smith et al., 1986）、髋部骨折的老年病人（Strain et al., 1991）以及抑郁的内科病人（Verbosky et al., 1993）的内科治疗花费。（心理治疗的益处与特征罗列在表1-1中。）一项对从慢性疾病病人中选取对象的研究表明，门诊心理治疗降低了医疗花费（Schlesinger et al., 1983）。另一项研究也证明了在病人经过心理治疗之后，总共有10%～13%的医疗费用省了下来（Mumford et al., 1984）。在考虑到心—身互动现象不断增长的证据时，心理治疗能对内科病人的情感和躯体健康两方面产生如此显著的影响这一事实就不那么令人吃惊了。用正电子成像术扫描强迫症病人大脑的改变，Baxter等（1992）发现，强迫症病人的大脑在经过心理治疗后的改变和使用盐酸氟西汀进行药物治疗后的改变是相同的。

表1-1　心理治疗的益处与特征

疗效与许多医疗方法相似

成为多种疾病全套治疗的组成部分

直接针对人际和行为症状

是精神药物治疗的补充方法

是一些精神疾病的治疗选择

总体上能降低住院费用

几个大型保险精算方面的研究强有力地说明，心理治疗的提供已经成为医疗上减少开支的必备良方。获得门诊心理治疗很便利的澳大利亚有一个精神健康治疗的输送系统，人均医疗开支比新西兰低44%，新西兰是以住院为主的体系，而只有少量的门诊治疗（Andrews, 1989）。一项关于军队文职人员医疗保健计划（平民健康与医疗方案；美国一项针对军队退役人员及军人家属的保险计划）的研究表明，在门诊心理治疗的花费每多1美元,就能在住院花费上省4美元(Zients,1993)。在一项研究中,那些对精神健康问题感觉迟钝的病人,在经过一项心理动力学人际心理治疗试验的6个月后,在心理痛苦和社会功能方面表现出显著提高。通过较少医疗保健的使用,心理治疗的花费在6个月中得到了补偿(Guthrie et al.,1999)。

3%的美国大众拥有了一些门诊的心理治疗。在长程心理治疗(超过20节)中的病人被发现具有更大的痛苦、整体健康状况更差、总体医疗消费更高、有更多的损伤以及更有可能接受精神类药物治疗和经历精神科的住院治疗(Olfson and Pincus,1994)。这一发现说明这些病人进入治疗的原因正是强烈的需要,而不是像曾被指出的那样,是为了试图占一个极度慷慨的保险金项目的便宜。虽然如此,即使当保险责任范围包含了免费的心理治疗,但在覆盖人群中也只有4.3%的人使用了这项服务,而且平均治疗长度为11次(Manning et al.,1986)。

■ 总结

心理治疗是一种强有力且有效的治疗形式。对于大量的精神疾病病人群体而言,这是必要的治疗;对于某些内科和外科的病人,心理治疗能够改善或延长生命。再有,当前的数据表明心理治疗是遏制总体医疗开支,特别是精神科住院开支的重要工具。在我们当前的注重节约成本的氛围下,应该支持心理治疗成为所有治疗保险政策和公共医疗保健服务计划的组成部分。即使一些本质复杂的研究得到了很好的执行,对各种心理治疗类型的特定疗效和疗效差异的数据仍然普遍有限,或许有的时候这些数据是得不到的。然而,对一些诊断的人群进行治疗的数据是可以获得的,包括长程心理动力学心理治疗、短程心理动力学心理治疗、起源于心理动力学心理治疗的人际间心理治疗以及起源于心理动力学应用原则的支持性心理治疗,这些数据表明心理动力学心理治疗在医生的治疗计划中是一种重要、有价值而且划算的疗法。这种治疗形式中的技术应该成为每一位临床医师的培训和干预技术中重要的组成部分。本书可以作为获得这些技能的开始。

■ 参考文献

Andrews G: Private and public psychiatry. Am J Psychiatry 146:881–886,1989

Baxter C, Schwartz S, Berman K, et al: Caudate glucose metabolic ratechanges with both drug and behavior therapy for obsessive-compulsivedisorder. Arch Gen Psychiatry 49:681–689, 1992

Blatt S, Quinlan D, Pilkonis P, et al: Impact of perfectionism and need for approval on the brief treatment of depression: the National Institute of Mental Health Treatment of Depression Collaborative Research Program revisited. J Consult Clin Psychol 63:125–132, 1995

Breslau N, Davis G, Andreski P, et al: Traumatic events and posttraumatic stress disorder in an urban population of young adults. Arch Gen Psychiatry 48:216–222, 1991

Brooker C, Falloon I, Butterworth A, et al: The outcome of training community psychiatric nurses to deliver psychosocial interventions. Br J Psychiatry 165:222–230, 1994

Browne G, Arpin K, Corey P, et al: Individual correlates of health service utilization and the cost of poor adjustment to chronic illness. Med Care28:43–58, 1990

Centers for Disease Control: Suicide Surveillance, 1970–1980. Atlanta,GA, U.S. Department of Health and Human Services, Public Health Service, 1986

Clarkin JF, Foelsch PA, Levy KN, et al: The development of a psychodynamic treatment for patients with borderline personality disorder: a preliminary study of behavioral change. J Personal Disord 15:487–495, 2001

Cooper PJ, Murray L, Wilson A, et al: Controlled trial of the short and longterm effect of psychological treatment of post-partum depression, I: impact on maternal mood. Br J Psychiatry 182:412–419, 2003

Crits-Christoph P: The efficacy of brief dynamic psychotherapy: a metaanalysis. Am J Psychiatry 149:151–158, 1992

DiMascio A, Weissman MM, Prusoff BA, et al: Differential symptom reduction by drugs and psychotherapy in acute depression. Arch Gen Psychiatry 36:1450–1456, 1979

Edgell ET, Hylan TR, Draugalis JR, et al: Initial treatment choice in depression: impact on medical expenditures. Pharmacoeconomics 17:371–382, 2000

Fawzy F, Kemeny M, Fawzy N, et al: A structured psychiatric intervention for cancer patients, II: changes over time in immunological measures.Arch Gen Psychiatry 47:729–735, 1990

Fawzy F, Fawzy N, Hyun C, et al: Malignant melanoma. Arch Gen Psychiatry 50:681–689, 1993

Frank E, Kupfer D, Wagner E, et al: Efficacy of interpersonal psychotherapy as a maintenance treatment of recurrent depression: contributing factors.Arch Gen Psychiatry 48:1053–1059, 1991

Greenberg P, Stiglin L, Finklestein S, et al: The economic burden of depression in 1990. JClin Psychiatry 54:405–418, 1993

Guthrie E, Moorey J, Margison F, et al: Cost-effectiveness of brief psychodynamic-interpersonal therapy in high utilizers of psychiatric services.Arch Gen Psychiatry 56:519–26, 1999

Hall J, Caleo S, Stevenson J, et al: An economic analysis of psychotherapy for borderline personality disorder patients. JMent Health Policy Econ4:3–8, 2001

Heard H: Behavior therapies for borderline patients. Paper presented at the annual meeting of the American Psychiatric Association, Philadelphia,PA, May 21–26, 1994

Hoke L: Longitudinal pattern of behavior in borderline personality disorder. Unpublished doctoral dissertation, Boston University, Boston, MA, 1989

Howard K, Kopta S, Krause M, et al: The dose-effect relationship in psychotherapy. Am Psychol 41:159–164, 1986

Huxley NA, Parikh SV, Baldessarini RJ: Effectiveness of psychosocial treatments in bipolar disorder: state of the evidence. Harv Rev Psychiatry8:126–140, 2000

Kashani J, Simonds J: The incidence of depression in children. Am J Psychiatry 136:1203–1205, 1979

Katon W, Sullivan M: Depression and chronic medical illness. J Clin Psychiatry 56 (suppl):3–11, 1990

Kessler R, McGonagle K, Zhao S, et al: Lifetime and 12-month prevalenceof DSM-III-R psychiatric disorders in the United States. Arch Gen Psychiatry 51:8–19, 1994

Klerman G, DiMascio A, Weissman M, et al: Treatment of depression by drugs and psychotherapy. Am J Psychiatry 131:186–191, 1974

Kluft R: The postunification treatment of multiple personality disorder: first findings. Am J Psychother 42:212–228, 1988

Lave J, Frank R, Schulberg H, et al: Cost-effectiveness of treatments for major depression in primary care practice. Arch Gen Psychiatry 55:645–651, 1998

Lazar SG (ed): Extended dynamic psychotherapy: making the case in an era of managed care. Psychoanalytic Inquiry 17 (special suppl):1–110, 1997

Leichsenring F, Leibing E: The effectiveness of psychodynamic therapy and cognitive behavior therapy in the treatment of personality disorders: a meta-analysis. Am J Psychiatry 160:1223–1232, 2003

Lieberman RP, Mueser KT, Wallace CJ: Social skills training for schizophrenic individuals at risk for relapse. Am J Psychiatry 143:523–526, 1986

Lindy J: Presentation to the Mental Health Work Group of the White House Task Force for National Health Care Reform. Unpublished manuscript,Washington, DC, 1993

Linehan MM, Armstrong HE, Suarez A, et al: Cognitive-behavioral treatment of chronically parasuicidal borderline patients. Arch Gen Psychiatry 48:1060–1064, 1991

Linehan MM, Heard HL, Armstrong HE: Naturalistic follow-up of a behav-ioral treatment for chronically parasuicidal borderline patients. Arch Gen Psychiatry 50:971–974, 1993

Manning W, Wells K, Duan N, et al: How cost sharing affects the use of ambulatory mental health services. JAMA 256:1930–1934, 1986

McFarlane W, Lukens E, Link B: Multiple-family groups and psychoeducation in the treatment of schizophrenia. Arch Gen Psychiatry 52:679–687, 1995

McNeilly CL, Howard KI: The effects of psychotherapy: a reevaluation based on dosage. Psychotherapy Research 1:74–78, 1991

Meares R, Stevenson J, Comerford A: Psychotherapy with borderline patients, I: a comparison between treated and untreated cohorts. Aust N Z J Psychiatry 33:467–472, 1999

Milrod B, Busch F, Leon AC, et al: Open trial of psychodynamic psychotherapy for panic disorder: a pilot study. Am J Psychiatry 157:1878–1880, 2000

Mintz J, Mintz LI, Arruda MJ, et al: Treatments of depression and the functional capacity to work. Arch Gen Psychiatry 49:761–768, 1992

Moran G, Fonagy P, Kurt A, et al: A controlled study of the psychoanalytic treatment of brittle diabetes. JAm Acad Child Adolesc Psychiatry 30:926–935, 1991

Mumford E, Schlesinger HJ, Glass GV, et al: A new look at evidence about reduced cost of medical utilization following mental health treatment.Am J Psychiatry 141:1145–1158, 1984

Olfson M, Pincus H: Outpatient psychotherapy in the United States, I: volume, costs and user characteristics. Am J Psychiatry 151:1281–1288, 1994

Olfson M, Marcus SC, Druss B, et al: National trends in the use of outpatient psychotherapy. Am J Psychiatry 159:1914–1920, 2002

Rice D, Kelman S, Miller L, et al: Report on the Economic Costs of Alcohol and Drug Abuse and Mental Illness: 1985. Washington, DC, U.S. Department of Health and Human Services, Public Health Service, Alcohol, Drug Abuse and Mental Health Administration, 1990

Rosenthal R: How are we doing in soft psychology? Am Psychol 45:775–777, 1990

Rosenthal R, Rubin DB: A simple, general-purpose display of magnitude of experimental effect. J Educ Psychol 74:166–169, 1982

Rund BR, Moe L, Sollien T, et al: The Psychosis Project: outcome and costeffectiveness of a psychoeducational treatment programme for schizophrenic adolescents. Acta Psychiatr Scand 89:211–218, 1994

Ryan N: The pharmacologic treatment of child and adolescent depression.Psychiatr Clin North Am 15:29–40, 1992

Schlesinger H, Mumford E, Glass G, et al: Mental health treatment and medical care utilization in a fee-for-service system. Am J Public Health73:422–429, 1983

Smith G, Monson R, Ray D: Psychiatric consultation in somatization disorder. N Engl J Med 314:1407–1413, 1986

Smith ML, Glass GV, Miller TI: The Benefits of Psychotherapy. Baltimore,MD, Johns Hopkins University Press, 1980

Sonnenberg SM, Sutton L, Ursano RJ: Physician-patient relationship, in Psychiatry. Edited by Tasman A, Kaye J, Lieberman J. Philadelphia, PA,WB Saunders, 1996, pp41–49

Spiegel D, Bloom J, Kraemer H, et al: Effect of psychosocial treatment on survival of patients with metastatic breast cancer. Lancet 2:888–891, 1989

Stevenson J, Meares R: An outcome study of psychotherapy for patients with borderline personality disorder. Am J Psychiatry 149:358–362,1992

Strain JJ, Lyons JS, Hammer JS, et al: Cost offset from a psychiatric consultation-liaison intervention with elderly hip fracture patients. Am J Psychiatry 148:1044–1049, 1991

Target M, Fonagy P: Efficacy of psychoanalysis for children with emotional disorders. JAm Acad Child Adolesc Psychiatry 33:361–371, 1994

Tarrier N, Barrowclough C, Vaughn C, et al: Community management of schizo-phrenia. A two-year follow-up of a behavioural intervention with families. Br J Psychiatry 154:625–628, 1989

Tarrier N, Lowson K, Barrowclough C: Some aspects of family intervention in schizophrenia, II: financial considerations. Br J Psychiatry 159:481–484, 1991

Verbosky L, Franco K, Zrull J: The relationship between depression and length of stay in the general hospital patient. JClin Psychiatry 54:177–181, 1993

Von Korff M, Katon W, Bush T, et al: Treatment costs, cost offset, and cost-effectiveness of collaborative management of depression. Psychosom Med 60:143–149, 1998

Whitaker A, Johnson J, Shaffer D: Uncommon troubles in young people:prevalence estimates of selected psychiatric disorders in a nonreferred adolescent population. Arch Gen Psychiatry 47:487–496, 1990

Zients A: Presentation to the Mental Health Work Group of the White House Task Force for National Health Care Reform. Unpublished manuscript,Washington, DC, 1993

第 2 章

基 本 原 则

包括想法、感受、幻想和行动在内的行为，间接或直接地影响着人的健康。精神疾病是行为上的混乱，会导致自杀率和死亡率的升高。这种精神病理状态常常限制了人们看到不同选择及做出决策的能力，使感受、想法和行动屡屡受限，产生痛苦并且反复发作。被称为"谈话治疗"的心理治疗正是通过语言来使行为得以改变的医疗方法。通过谈话，心理治疗提供了理解、支持以及新的体验，以引发学习。所有心理治疗的目标都是增加病人可使用的行为，并且通过这种方式来缓解症状，转变造成发病率及潜在死亡率增长的态势。

要理解行为与健康之间的关系，需要对健康与疾病有全面的理解。心理治疗的目标器官是大脑。感受、想法和行为是大脑的基本功能。因此，如果心理治疗改变了行为，那么它必然也会在某个基础层面转变大脑的功能和组织（Kandel，1999；Meany，2000）。如果某种特定行为是神经元A激活了神经元B的结果，那么为了让改变发生，必须让神经元A现在激活神经元C。这个简单的例子强调了识别心理治疗工作中复杂的生物学效应的重要性。

行为的改变可能是生物因素直接作用于大脑的结果（例如毒素、肿瘤），也可能是在展现一种致力于成熟的生物过程，或者是过去和现在的生活体验正在与生物性特征相互作用所致。心理治疗本身就是一种生活体验，通过这种方式可以让"外在"改变"内在"。我们对这一过程的本质的理解——外在如何影响内在——现在才刚刚开始（Kandel，1999；Meany，2001；Ursano and Fullerton，1991）。以"再认"为例，当你看美女—巫婆的图片时，很可能把它看成一幅清晰的美女图像。可是，当有人向你指出图像的某些阴影部分后，你就能看出一个巫婆的下巴而不再是美女的脸了。进入你大脑的视觉信息量没有任何改变，改变的是信息被组织的方式，一种更为丰富的意义内容得以体验以及更丰富的行为得以表达。

婴儿的行为水平、觉醒程度和脑神经化学作用由母婴互动而得以调节，并因此受到深刻影响（Hofer，1984）。在成人当中，社会关系的广度也反复显示出其对行为和发病率、死亡率的影响（House et al.，1988）。例如，恐惧症病人当拥有支持性的他人时，会频繁地靠近恐惧的对象。为什么会这样呢？有另一个人在场如何就转变了大脑的功能，而使这种行为发生深刻而普遍的改变呢？心理的、象征性的以及表征性事件——包括希望、恐惧、记忆、期待以及幻想——与现实生活事件一样，起着重要的生物调节作用。

我们对外在世界（心理治疗）如何能改变内在世界（生物）的认识在不断增长，但仍旧处于初级阶段（Meany，2001）。心理治疗的基础科学已经将问题从组织、意义、记忆、期待和人际间的接触是否会影响健康和行为，转向它们如何影响以及在多大程度上影响。

■ 心理动力学心理治疗的焦点

不同的心理治疗方法以改变不同的心智功能为目标，心理动力学（精神分析取向）心理治疗主要聚焦于过去的经验带来的影响，过去的经验通过特定的认知（防御）来塑造行为模式和期待模式，过去的经验也塑造了人际间的互动风格及观念（移情），它们不断重复并且干扰了健康（表2-1）。

一个个体的过去通过记忆和生物因素而存在于当下。期待，即被预见

表2-1 心理动力学心理治疗

焦点

过去经验对现在行为（认知、情感、幻想和行动）的影响

目标

理解病人的防御机制和移情反应，尤其是当它们出现在医患关系中时

技术

治疗联盟

自由联想

防御和移情的解释

频繁会面

疗程

数月至数年

的现在和未来，都是由个人过去的经验和生物因素形成的。同样，病人以隐喻的方式使用语言可能反映了一种特定的结构，形成于过去并影响着当前的观念和行为。通过探索过去和现在事件的意义及其背景，心理动力学心理治疗师致力于转变行为的组织者，重新建构信息和经验的组织方式。

心理动力学心理治疗（也叫精神分析性心理治疗、探索性心理治疗和领悟取向心理治疗）是一种治疗精神障碍的方法，它使用语言交流来实现行为的改变。心理动力学心理治疗和其他心理治疗有一个共同的定义：一种二人互动、以语言为主的治疗方法，在其中一个人被指派为帮助的给予者，而另一个人是帮助的接受者。其目标是阐明病人生活方式体现的性格问题，以促进行为的改变。心理动力学心理治疗使用特定的技术和一种特有的对心智功能的理解来引领和指导治疗以及治疗师的干预。就像其他医疗方法一样，这种治疗模式也有其适应证和禁忌证。

尽管心理动力学治疗的战略目标是转变症状和改变行为，以减轻痛苦、降低发病率和死亡率，但在治疗的不同阶段其目标是不尽相同的。正如在外科手术当中，其战略目标是切除病变、止血和止痛，但并非这些重要的目标指导实际的操作本身。有时候外科医生会引发流血和疼痛，并且

以实现总体目标的技术程序为指导。同样，在心理动力学心理治疗中，只有治疗师理解引发疾病进程的原因，并在不同的治疗阶段运用相应的办法进行干预，才能使病人达到长期的康复。

心理动力学心理治疗基于由西格蒙德·弗洛伊德创始的心智功能的原理和技术。弗洛伊德最初使用催眠做治疗；后来他转向使用自由联想的方法来理解未被识别的（潜意识的）冲突，这些冲突是在发展过程中产生的，并且在成年生活中继续存在。这些冲突是行为模式——也就是说童年期在大脑中设定的感受、想法和行为的模式。这些模式是个体发展历史和生物特点共同作用的结果。

通常，潜意识的冲突产生于力比多或攻击欲（愿望）和对丧失或报复的恐惧之间，或产生于力比多或攻击愿望和真实世界加诸的限制之间，还可能产生于相冲突的欲望之间。力比多愿望最适合被看作是对性和情感满足的渴望。另一方面，攻击愿望是破坏性的，要么是原发的，要么是受到挫折或剥夺的结果（Ursano et al., 1990）。新手治疗师常常混淆古老的术语"力比多愿望"（libidinal wishes）与具体的生殖器感受。性的满足（Sexual gratification）这一概念在心理动力学治疗中泛指身体愉悦，即自婴儿期体验到的兴奋和愉悦。谈及快乐、兴奋、愉悦、期待、爱或者渴望的病人是在描述力比多愿望。破坏的欲望或者危险、仇恨以及痛苦中的愉悦体验通常都是攻击愿望的表达。

神经症性（Neurotic）冲突［源自过去（通常是童年期）体验的冲突情感或矛盾心理并且常处于意识之外］会导致焦虑、抑郁和躯体症状，或者导致工作、社交及性方面的压抑，或者人际关系的适应不良。这些潜意识神经症性冲突通过行为模式彰显出来，包括感受、想法、幻想和行动。这些童年时期习得的模式可能对于病人童年期的世界观来说曾经是适宜的，也可能是适应性的，甚至是生存所必需的。尽管这些行为对病人来说一开始是不明显的，但经过心理治疗的工作，它们变得清晰起来，而且给病人生活带来的诸多后果变得明显起来。

心理动力学心理治疗常常比精神分析本身更多地聚焦于此时此地，并且某种程度上更加以此为导向。然而，这两种技术都有一个目标就是理解病人冲突的本质——源自童年期的非适应性行为模式（也称为"婴儿神经症"，infantile neurosis）——及其在成年生活中的影响。

■心理动力学心理治疗的设置

心理动力学心理治疗可能是短程的（见第13章"短程心理治疗"）、间断性的或者长程的。间断性的心理治疗常常是普遍的，并且结果是在更长的时间里间断性地进行短程或支持性心理动力学心理治疗。间断性心理治疗或许是有必要的，因为时间、金钱的限制，或者病人不愿意承担长程治疗。间断性心理治疗也是在初步评估后所做的计划，是治疗师和病人之间随着时间推移而展开的共同计划，常常结合药物作为治疗的一部分。由于这种心理治疗类型变得颇为普遍，而它所提供的独特的治疗机会和它所具有的治疗局限性两方面都还常常不能被认识清楚，于是还需要对这种治疗类型进行更多的研究。

心理动力学心理治疗可能持续数月或数年。普遍来讲，一个长程治疗常常没有固定期限，在治疗开始的时候就没有设定结束日期。治疗长度取决于所谈到的冲突区域数量和治疗的过程。心理治疗时段常常是一周一次、两次或者三次，然而在短程治疗中，一周一次是普遍的。高频的会面有助于对病人内心世界更加详细的探索以及更为充分地发展移情。高频的会面也让病人在治疗过程中得到支持。如果使用了药物，药物治疗能够缓解生物性的症状或者调节紊乱，有证据表明心理治疗对这些问题没有作用。另外，药物治疗可以缓解持续性和损害性的症状，以帮助病人参与到心理治疗中学习新的行为和避免旧有的损害性行为，同时体验更为丰富的情感。在某些精神障碍中，药物治疗可以减缓初期的疾病进程，以便心理治疗可以探讨疾病发作的条件，帮助病人避免复发，同时帮助他们重新适应、获得康复、促进与家庭及团体的结合，以降低发病和死亡风险。药物治疗对于病人的意义是在心理治疗中一个重要的探索领域，尤其是到了终止药物使用的时候。

■心理动力学心理治疗的技术

心理动力学心理治疗中行为的改变主要通过两个治疗过程而发生的：理解起源于童年时期的认知和情感模式（防御机制）；以及通过病人在医患关系中，重新体验到与童年时期重要人物之间的冲突性关系（移情），并对其有所理解。这些情感和观念的复原与理解是治疗的焦点。治疗设置的设计是为了促进这些模式的出现，这种方式令它们得以分析，而不是导致这些模式和医患关系的现实性相混淆，或者是被当成琐碎小事而被忽略。

精神分析取向心理治疗主要的成功要素在于需要病人感到投入到治疗中以及信任与治疗师的关系。这种治疗联盟建立在治疗当中的现实因素之上，例如为一个共同的目标而努力合作，以及治疗师的真诚一致和值得信赖。只有通过参照一个好的治疗联盟，病人才可以看到移情情感并且体验到移情所展现的歪曲。

为了理解一个体验对病人的意义，临床医师要共情地倾听病人正在试图表达什么。在治疗中病人能够聚焦的内容正是要被处理的内容（Coleman，1968）。解释和探索的深度永远是在病人急切要处理的点上，不提前也不滞后地切中病人的想法和情感。新手治疗师们认为一旦看到某些东西，就是时候告诉病人了。其实并非如此。掌握告诉病人的时机是治疗师技术的精髓；决定什么时候说是需要细心思考和计划的。尽管实际解释的发生——在当前和过去的脉络以及在移情关系中解释一个行为——是自然而然的，但这种"自然而然"是经过大量准备的。什么时候给病人一个新的信息，取决于什么时候病人能听到和理解治疗师的话。

病人的自由联想是受到鼓励的。这种鼓励可以是简单地告诉病人去谈论任何的愿望。治疗师的主要任务就是去倾听病人联想中的潜在内容。治疗师常常会想知道一个细节和下一个细节之间的联系，或者想去听病人是如何正在体验一个他所描述的特定人物，或者病人是如何体验与治疗师之间特定的互动的。在听到病人联想中模棱两可的部分时，治疗师常常会开启一扇门，通向病人的潜意识冲突以及与之有关的过往人物。

一位病人在与女友分手后不久进行心理治疗，他说："I want to get her back."*尽管病人认为他只是在谈论想要把女友找回来，但假如治疗师能听出句子中的双重含义——让她回来或者报复她——就不会惊讶于在这次治疗结束前他描述了特别的报复幻想（这位病人的幻想起源于一部老电影。他幻想把一个西柚"碾碎"在女友脸上。）。冲突的情感——渴望和憎恨——在这次治疗开始的时候就已经预言了。这种对于拒绝的长期反应模式与他早年对母亲的体验相契合，母亲认为儿子和自己有完全一样的感受，之后又拿着刀追着儿子，这两种反应交替着出现。他还没有准备好听到这一联系，但是这一点已经变得很明显。这种模式现在可以被密切注意着，而病人对此的意识也将慢慢增加。

治疗师可能体验到的移情体验是感受到一种压力，迫使他去以一种特定的方式对待病人。对于新手治疗师来说，经常通过注意到即将向一方跌倒（像学滑冰时那样）来识别这种移情！移情是一个具体的例子，说明大脑容易倾向于在当下情境中看到过去，并倾向于使用旧有的认知和反应模式而摈除新信息。当移情活现出来时，对病人而言非常真实，并且看

---

* 这句英文大意是"我要带她回来"，其英文短语 get back 可以有两种含义：一种是"带回来"，另一种是"报复"。——译者注

不到相互矛盾的信息。对于新手治疗师而言，常常很难看见病人对治疗师的情感和认知中不合理的成分。对治疗师准确无误的认知常常是移情建基的种子。正是对这一种子的详尽阐释使潜意识内容得以彰显。治疗师可能能体会到病人认知的准确性，却没能听到正在浮现的过往元素。

在检视病人所体验到的关系模式的工作中，移情探索恰好是一个特别的例子。这种对模式的检视全是试图理解病人的内心世界——病人如何看待和体验人和事，即病人的精神现实。移情不是心理治疗情境中独有的现象。它发生在整个生活以及所有类型的医疗方法当中。事实上，让一个人踏入医院（一个不熟悉的环境）就是一个诱发移情强有力的途径！在这里脱掉自己的衣服、没有人知道他是谁以及进餐时间和地点都由别人告知。在心理治疗中唯一独特的就是当移情出现的时候努力去理解它以及检视它，而不是去消除它。

治疗师可能也会体验到对病人的情感，这来自其自身过往的情感，这叫作反移情（countertransference）。在治疗师处于压力事件当中和生活中未解决的冲突中时，反移情会增加。反移情可以是一个朋友，引领着治疗师去看医患关系的微妙方面，尽管治疗师对这些方面已经有所体验，却可能已经把它忽视了。反移情也可能是治疗成功的绊脚石，引发治疗师对病人的误解和误听。

■参考文献

Coleman JV: Aims and conduct of psychotherapy. Arch Gen Psychiatry18:1–6, 1968

Hofer MA: Relationships as regulators: a psychobiologic perspective on bereavement. Psychosom Med 46:183–197, 1984

House JS, Landis KR, Umberson D: Social relationships and health. Science 241:540–545, 1988

Kandel ER: Biology and the future of psychoanalysis: a new framework for psychiatry revisited. Am J Psychiatry 156:505–524, 1999

Meany MK: Maternal care, gene expression and the transmission of individual differences in stress reactivity across generations. Annu Rev Neurosci 24:1161–

1192, 2001

Ursano RJ, Fullerton CS: Psychotherapy: medical intervention and the concept of normality, in Normality: Context and Theory. Edited by Offer D, Sabshin M. New York, Basic Books, 1991, pp39–59

Ursano RJ, Silberman EK, Diaz A Jr: The psychotherapies: basic theoretical principles, techniques and indications, in Clinical Psychiatry for Medical Students. Edited by Stoudemire A. New York, JB Lippincott, 1990, pp855–890

■补充阅读

Bruch H: Learning Psychotherapy: Rationale and Ground Rules. Cambridge, MA, Harvard University Press, 1974

Fromm-Reichmann F: Principles of Intensive Psychotherapy. Chicago, IL,University of Chicago Press, 1950

Gabbard GO: Psychodynamic Psychiatry in Clinical Practice, 3rd Edition.Washington, DC, American Psychiatric Press, 2000

Huttenlocher PR: Neural Plasticity. Cambridge, MA, Harvard University Press, 2002

Luborsky L: Principles of Psychoanalytic Psychotherapy: A Manual for Supportive Expressive Treatment. New York, Basic Books, 1984

Luborsky L, Crits-Christoph P: Understanding Transference: The Core Conflictual Relationship Theme Method, 2nd Edition. Washington, DC,American Psychological Association, 1998

McEwen BS: Plasticity of the hippocampus: adaptation to chronic stress and allostatic load. Ann NY Acad Sci 933:265–277, 2001

Miller N, Luborsky L, Barber JP, et al (eds): Psychodynamic Treatment Research: A Handbook for Clinical Practice. New York, Basic Books, 1993

Stern DJ: The Developing Mind. New York, Guilford, 1999

Strupp H, Binder J: Psychotherapy in a New Key. New York, Basic Books,1984

Sullivan HS: The Psychiatric Interview. New York, WW Norton, 1954

第 3 章

病人的评估 I：评估、诊断和心理治疗处方

在对病人进行心理治疗的评估中，精神科评估是很关键的——其重要性堪比或更胜于对药物治疗计划中病人的评估（Ursano and Silberman，1988）。心理治疗处方可以是精神科评估的产物，治疗师必须像对任何其他处方一样，详细地思考优势、劣势、靶症状、疗程以及禁忌证。治疗师所提供的心理动力学心理治疗可能是长程、短程或者间断性的干预。对每一种疗法而言，必须考虑治疗结构和确定的治疗目标。当前，一个病人首先接受短程心理动力学心理治疗，假如该治疗不够，则再接受更长程的治疗、补充的短程治疗或者间断性地见面来聚焦于首轮治疗中明显发现的部分进行工作，这些情况都很常见。选择短程、长程还是间断性治疗，依据一些因素而定，包括问题的类型（是最近的突发状况还是与性格有关的问题）、对治疗性反应的社会支持协助程度、疾病的程度（是多种冲突还单一冲突）以及病人接受治疗的可能性和偏好有关的实际问题。

作为心理动力学心理治疗评估的一部分，临床医师必须评估病人的精神病性困扰是否存在器质性的原因，是否需要药物治疗，意外后果的风险如何（自杀、杀人、离婚）以及病人状况恶化的可能性。新手治疗师开始就在忙碌的门诊工作，可能忽视了考虑一种可能性，即被分派给心理治疗的病人其实被评估错了，可能个体心理动力学心理治疗并不是适合的治疗方法，或者病人并不需要做心理治疗。

除了对病人的询问（所有医学评估的标准环节）外，做心理动力学心

理治疗的精神病学评估还包括两个重要的技术：心理动力学倾听和心理动力学评估。这些技术将在接下来的两章中详细描述到。重要的是要将心理动力学倾听和心理动力学评估辨明为技术，因为它们适用于许多种类的治疗和干预，而不仅仅适用于心理动力学心理治疗。例如在药物治疗计划中、联络会诊评估中以及住院治疗中，心理动力学倾听和心理动力学评估都很关键。这种原则对管理型医疗是一个尤其重要的提醒，在这种医疗体系中，假如只把这些技术看作心理动力学心理治疗评估的部分，就会忽略了对它们的使用。

心理动力学倾听赋予精神科医生一种好奇探询的态度，精神科医生要注意倾听意义、隐喻、发展序列、病人故事中人际间的细微之处以及医患互动中的蛛丝马迹（Edelson，1993；Mohl，2003）。尤其关注当前和过去的故事，它们关乎：（1）感受和愿望，（2）对贯穿生命周期的各种各样情感的管理（例如，防御机制和认知模式）和与世界健康互动的部分，（3）自尊调节情况，（4）人际关系状况。这四个部分反映了四种心理动力学认识心理病理的视角：驱力、自我功能、自体心理学以及客体关系（见表3-1）。

表3-1　心理动力学视角

理论	焦点
驱力理论	愿望和情感
自我心理学	防御机制、认知模式和人格中的健康部分
自体心理学	自尊调节
客体关系	内化的人际关系记忆
主体间性和关系理论	主观体验与人际关系
依恋理论	婴儿或照顾者的依恋

心理动力学评估使用通过询问和心理动力学倾听中获得的资料。评估致力于整合病人的主诉、当前疾病的历史、既往史、家族史、发展史（包括所有的创伤事件和常规发展模式的偏离）、精神状态的测评结果、医患

间的互动模式、移情以及精神科医生的反移情感受。这种评估的结果是对病人过去和当前体验的心理动力学理解，这些体验源自病人的主观视角。从四个心理动力学视角来看对病人过去和现在的体验，这种心理动力学解析（Perry et al., 1987）提供了一种对病人贯穿生命周期的整合性理解。通过心理动力学解析，临床医师可以预测可能的医患关系、病人的防御机制及人际互动情况。

通过这种方式，评估的过程提供了信息来认识病人精神疾病和精神损伤的类型与程度，以此来选择治疗形式，以及引领心理治疗本身。在开始任何治疗之前，尤其是对心理治疗，有一点非常重要，就是要了解病人出现严重抑郁或躁狂的风险，以及知悉病人过往的自杀尝试。缺乏这些信息，就极其难于评估病人在治疗的艰难阶段半夜来电或者取消预约会是什么情况。另外，评估为心理治疗定了一个基调。在经过良好实施的评估之后，病人感受到尊重与安全，相信自己的最佳利益就是临床医师的首要考虑，并且感觉到可以在治疗中谈论任何话题。

治疗师询问病人的躯体体征和症状，以及自杀和杀人的想法及行动，这帮助病人缓解了一种感觉，即只有他自己是唯一担忧这些部分的人。病人常常想知道医生是否会问这些问题。病人会把治疗师是否询问这些特别的部分，当作一种评价治疗师是否认真倾听以及关切病人的方法，或者用来发现临床医师是否认为这些是不相关的话题抑或过于危险而不能谈论。VIP（Very Important Person）病人和医生病人对治疗师是否做了彻底的评估都尤其警觉。那些相信所有部分（躯体和行为）和一切风险与担忧都已经被直接而共情地探索到的病人，会感受到一个工作关系的开始是基于信任和相互尊重的。这个开始对于治疗性工作的后续治疗非常关键，治疗性工作中可能会包括许多对医患关系的歪曲。通常而言，例如在一个治疗开始以后很久，而且常常是在其结束阶段，病人会揭露说，治疗师曾经问到的一个问题，或者是治疗师在门口某种特别的打招呼方式，让病人感到他们可以共同工作。

■ 开始评估

评估起始于治疗师与病人相见的时刻 (Lazare and Eisenthal, 1989; Lazare et al., 1989)。在门诊，治疗师最好向病人介绍自己，并且解释治疗师对病人问题所了解到的内容。治疗师不应该假设病人知道这个会谈是一次评估。相反，治疗师应该为会面设置好语境，解释说他将花一些时间去了解病人困难的本质，并且邀请病人告诉他更多的内容 (见表3-2)。

表3-2　开始评估

目标
　引导病人了解评估过程
　建立一个安全氛围并进行询问
　评估何为恰当的治疗
任务
　评估危及生命的行为
　评估病人疾病的器质性因素
　决定诊断
　识别跨越生命周期的冲突部分
持续时间
　见面1～4次
技术
　使用提问和倾听
　倾听病人对开始治疗的畏惧
　听取疾病和寻求治疗的因素

评估的会谈次数数量通常是1～4次，但是也有可能需要更多的次数。为了做诊断和心理动力学评估而收集资料所需的时间，以及处理开始治疗的实际问题所需要的时间量，决定了评估的长度。通常，新手治疗师会犯的错误就是评估时间短了，以及评估做得不完整。当然，评估不应该比

实际所需的时间长，否则移情会在治疗开启之前就开始构建病人和治疗师之间的互动。用于评估的那些会谈不会像为了浮现和分析移情的那些治疗情境建构得那么好。假如移情在评估期间成为一个明显的阻抗，就会导致难于实现对接下来的治疗形成一致意见。在这种情况下，可能需要用解释的方式来处理移情，而治疗师应该小心地在病人能够理解和利用的水平上做出解释。

当临床医师只是进行评估，而病人将会被转介给另一位治疗师做治疗时，考虑到评估及其顺利地结束，让病人一开始就知道这个计划是最有帮助的。然后病人可以决定自我暴露的程度——是否打开那些将会非常痛苦而无法不再探索的部分。治疗师必须对这个问题有所警觉，因为这经常发生在培训和门诊的背景下。假如让不会继续做治疗的治疗师来做初始评估，将会是有利而重要的，但这并不常见。在有些情况下，病人需要一种确定、直接和面质的风格，因此他们会进入一个他非常需要的治疗，作为没有预期要对病人进行治疗的评估医师，会感到更为自由而机敏地对病人直言不讳。富于经验的治疗师既能够做评估医师，又能够在后来通过解释和心理动力学的方式来处理这种风格上的变化，即确认有一个额外的因素需要在治疗当中谈到，并且会在日后需要进行解释。

在评估期间，临床医师使用两种方法收集资料：谦逊地提问和倾听（Silberman and Certa，2003）。这两种方法都必须用于收集所需的信息。一位主诉抑郁的病人只有在临床医师了解了抑郁的严重程度和自杀风险的情况下才能离开第一次评估会面。通常至少需要一些直接的提问来获得这些认识。危及生命的问题必须早早讨论，以便汇集所需要的诊断性信息。然而，病人故事中其他的个人史信息也是要收集的部分。病人必须要获得时间和空间去描绘他们世界的画卷，但不需要治疗师来选颜色！过于打扰或过于沉默都会导致漏掉信息以及以及给病人带来不必要的困惑。

治疗师的技巧常常体现在如何去收集病人的历史和诊断性信息。治疗师越是技术娴熟，就越能更好地理解——接近——病人，从而能够与他们进行更深入的工作。技巧良好的治疗师能够与社会经济地位、性别、人种、宗教背景、文化以及情感特点不同的各种病人建立起友好的关系。然而，所有治疗师也都会体验到一些他们所无法跨越的医患差异，在这种情况下，他们将病人转介给其他临床医师。

在第一次面谈中，治疗师应该倾听病人对开始进行心理治疗的恐惧。当病人呈现出以及清楚地表达出这些恐惧时，这些恐惧需要早早被探索。当这些恐惧被听到、被尊重以及经过了治疗师的探索后，病人会对继续评估感到更加安全和更有兴趣。另外，公开讨论这些恐惧将把治疗师置于一个更有利的位置，去解释任何冲动性的治疗中断。治疗开始之前在评估阶段就脱落的病人并不少见。这是要将评估阶段看作"候选"（candidacy）阶段的一个原因。（在临床上，大约50%的病人在第五次治疗之前就脱落了。）过早结束治疗可能是由于对求助的防御、移情反应、得出结论说这不是正确的治疗方法或者评估引发了症状的缓解（Malan et al.，1973）。

第一次面谈结束前，临床医师可能对如何前进有一个计划。需要进一步做哪些身体检查？在鉴别诊断中是否要排除精神病？现在和将来，是否可能存在危及生命的问题？在这个时候，治疗师应该向病人大致解释还需要几次会面来进行评估，以便让病人对接下来的工作心里有数。

■ 筛选标准

心理动力学心理治疗对于所谓的神经症水平的障碍治疗结果最佳。罹患这类障碍的个人本质上主要具有俄狄浦斯冲突，并且被感知为内在体验。尽管在 DSM-IV-TR（美国精神病学会，2000）中的诊断并不以病人的发展性冲突水平（或者防御的成熟水平）来分类，然而某一些精神障碍比其他一些确实更可能呈现出神经症水平的冲突。DSM-IV-TR 里的精神障碍常常涉及一种主要的神经症性冲突，包括强迫障碍、焦虑障碍、转换障碍、心因性的生理疾病、心境恶劣障碍、轻度到中度的心境障碍、适应障碍以及轻度到中度的人格障碍。具备心理学头脑的病人能够观察情感而不见诸行动，也能够通过不断理解这些情感而获得症状的减轻，他们会从心理动力学心理治疗中获益（见表3-3）。拥有支持性环境（家人、朋友和工作）的病人通常做得更好，因为他们能够以一种更为加强的方式使用治疗。这样的病人不需要治疗师作为主要的现实支持来度过生活中或治疗中的压力难关。

表3-3　病人筛选的标准

病人
　　受神经症水平障碍的侵扰
　　具备心理学头脑
　　能够观察情感而不见诸行动
　　能够使用理解来缓解症状
环境
　　支持性的环境
治疗师—病人
　　良好的病人—治疗师匹配度

像抑郁症、精神分裂症或边缘型人格障碍这样较为严重的病人，也可以使用心理动力学心理治疗，而且常常还要加上社会心理支持和干预。对于这些病人来说，治疗常常针对的是改变发病的环境、促进再适应和恢复以及融入社区。在心理动力学心理治疗中，配合使用药物，以及通过与治疗师面对面会谈获得的较大支持和现实反馈，这些病人的退行倾向能够得以处理。具有严重的前俄狄浦斯期病理问题的病人不是心理动力学心理治疗的合适人选。这一类型的病理问题可以从一些方面显现出来，他们没有能力形成支持性的二元关系、出现严重剥削的关系、混乱的生活方式或者大量（或危险）的见诸行动。心理动力学心理治疗的基本要求对于这些病人来说非常困难，包括较强的观察性自我和形成支持性治疗关系的能力。

　　尽管心理学头脑很重要，但智力本身并不是一个筛选标准；事实上，智力可能反映了一个高度组织化的强迫性性格结构，而这会是很难治疗的。社会经济阶层也不是一个好的预测治疗成功的标准。与社会经济阶层迥异的病人工作的能力常常是治疗师的任务和技能的一部分，也就是说要去跨越生活经验的范围并且对病人世界的准确共情。因此，病人—治疗师的匹配是非常重要的，尤其是在治疗的开始阶段和建立治疗联盟的阶段。总体而言，假如病人喜欢他们的治疗师、症状历时较短、寻求对自己问题的理解同时症状减轻，那他们的治疗效果最好。在评估期间一个尝试性的解释能够得到很多有用的信息，病人如何使用这些理解去改变症状，以及病人多大程度上将对治疗师所提供的解释理解并体验为支持性的和有帮助的（Malan，1980）。

■ 参考文献

American Psychiatric Association: Diagnostic and Statistical Manual of Mental Disorders, 4th Edition, Text Revision. Washington, DC, American Psychiatric Association, 2000

Edelson M: Telling and enacting stories in psychoanalysis and psychodynamic psychotherapy. Psychoanal Study Child 48:293–325, 1993

Lazare A, Eisenthal S: Clinician/patient relations, I: attending to the patient's perspective, in Outpatient Psychiatry. Edited by Lazare A. Baltimore, MD, Williams & Wilkins, 1989, pp125–136

Lazare A, Eisenthal S, Frank A: Clinician/patient relations, II: conflict and negotiation, in Outpatient Psychiatry. Edited by Lazare A. Baltimore,MD, Williams & Wilkins, 1989, pp137–157

Malan DH: Toward the Validation of Dynamic Psychotherapy. New York, Plenum, 1980

Malan DH, Heath ES, Baral HA, et al: Psychodynamic changes in untreated neurotic patients, II: apparently genuine improvement. Arch Gen Psychiatry 32:110–126, 1973

Mohl PC: Listening to the patient, in Psychiatry, 2nd Edition. Edited by Tasman A, Kay J, Lieberman JA. New York, Wiley, 2003, pp3–18

Perry SW, Cooper AM, Michels R: The psychodynamic formulation: its purpose, structure, and clinical application. Am J Psychiatry 144:543–550, 1987

Silberman EK, Certa K: The psychiatric interview: settings and techniques,in Psychiatry, 2nd Edition. Edited by Tasman A, Kay J, Lieberman JA.New York, Wiley, 2003, pp30–51

Ursano RJ, Silberman EK: Individual psychotherapies, in The American Psychiatric Press Textbook of Psychiatry. Edited by Talbott JA, Hales RE, Yudofsky SC. Washington, DC, American Psychiatric Press, 1988, pp855–889

■ 补充阅读

Bergen AE, Garfield SL (eds): Handbook of Psychotherapy and Behavior Change. New York, Wiley, 1994

Brook HE: Empathy: misconceptions and misuses in psychotherapy. Am J Psychiatry 145:420–424, 1988

Levinson D, Merrifield J, Berg K: Becoming a patient. Arch Gen Psychiatry17:385–406, 1967

Malan DH: Individual Psychotherapy and the Science of Psychodynamics.London, Butterworths, 1979

Sonnenberg SM, Ursano AM, Ursano RJ: Physician-patient relationship, in Psychiatry, 2nd Edition. Edited by Tasman A, Kay J, Lieberman JA.New York, Wiley, 2003, pp52–63

Strupp HH, Hadley SW: Negative effects and their determinants, in Negative Outcome in Psychotherapy and What to Do About It. Edited by Mays DT, Franks CM. New York, Springer, 1985, pp20–55

第 4 章

病人的评估Ⅱ：心理动力学倾听

以心理动力学的方式倾听病人，是心理动力学心理治疗的一项核心技术，它有诸多的应用。在为心理动力学心理治疗和支持性心理治疗而进行的评估当中，这种倾听是必须的，而且也需要用这种技术来形成心理动力学评估以促进药物治疗中的依从性。在联络会诊评估、住院病人评估以及主要致力于为精神病人寻找合适的药物治疗所做的评估当中，这种倾听也都很有用。

什么是心理动力学倾听呢？答案并不单一，而且资深的精神分析和心理动力学心理治疗老师可能强调不同的成分。这里提出的观点试图整合不同学派的想法——这个尝试是借用当代主流的关于人类心智本质的理论立场，以及从这些观点来看该如何去倾听健康和功能故障的证据。

■ 四种心理学

如今，有四种主要的心理学视角致力于对心智功能进行心理动力学的理解（Chessick，1989；Detrick and Detrick，1989；Pine，1988；Pulver，1993）。它们是驱力理论、自我心理学、自体心理学以及客体关系理论（见表4-1）。

根据驱力理论，在人类发展的不同阶段，某些天生的和基于生物属性的本能是形成不同愿望的原因。例如，在一个驱力理论家的眼中，一个青

表4-1 关于心智功能的四种心理动力学

心理学	重要概念
驱力理论	生物本能（力比多或攻击性）是首要概念 现代视角：愿望 性的（躯体的）发展是冲突部分的重要决定因素
自我心理学	驱力的适应和调节是首要概念 防御机制 心理功能中非冲突的部分是资源（例如智力、知觉、记忆）
自体心理学	自尊和自我价值感的调节 早期亲子关系很重要 分离或个体化是重要的发展任务
客体关系理论	对过去重要他人的记忆构建了愿望、行为、知觉和意义 发展发生在关系背景下

少年男孩想要找到一个女友结对后与之一起尝试性爱的愿望反映了一个基于本能的过程。尽管许多驱力理论家不再在字面上强调本能和驱力的思想，但是仍把力比多驱力隐喻性的观念——包括爱的情感愿望和性的渴望在内的驱力——看作是人们思想、情感和行为的核心发动力量。

第二种心理动力学视角是自我心理学。在这一心智功能的理论中，心智成长达到拥有心理上的一些能力，包括调节和控制驱力的能力。有时候这种调节过程包括通过防御机制把愿望屏蔽在意识之外，这在本书别的地方有所描述（见第7章"阻抗与防御"）。有时候，控制包含了一种对自身愿望的觉察，以及对设计来实现这些愿望的行动和想法的觉察。于是，自我心理学家们研究了一个人的思考方式、认知风格、防御机制、设计来实现或阻隔愿望实现的行动以及能够为发展提供资源和力量的那些心智功能的非冲突部分（例如，智力、知觉和记忆）。

自体心理学是心智功能方面的第三种心理动力学视角，强调要理解一个人，本质就是去研究其自尊发展的方式以及如今自我调节的方式。这一条心理发展的线索聚焦在早期亲子关系上，尤其是父母如何对非常年幼的孩子传递关于他们自身的感觉、他们的独立性和价值。在他们后来的生活中，能够作为一个独立的人而有效地发挥功能，具备自我价值感以承受对生活正常的失望，这反映了在这个发展领域中健康的体验。

客体关系理论是第四个心理动力学理论，聚焦在对过往重要他人和自己所建构的记忆体系上，即内心一系列个体的影像，包括自己以及生命中非常重要的其他人的影像。这些人物可能包括原生家庭的成员、密友、配偶、孩子以及老师。所有必需条件就是这些人对这个人很重要，并且对每个人所建构的记忆体系存在于这个人心中。根据客体关系理论，如果不承认人的发展是发生在关系背景下的，那么使用驱力、防御（自我心理学）、自尊的视角是无法有效研究个体的。这些关系创造了刚才描述过的记忆，而这些对关系的记忆促发个体产生对某些特定满足感的渴望，并尝试以某种方式去满足这些渴望，所有这一切都处在与他人的关系背景下。

还有几个从这四种主流理论中派生出来的理论观点。主体间性的视角认为每个人的真相具有高度的个体性和独特性——当研究一个人的时候并不存在客观的或主观的真相这个东西。治疗关系因此而成为一种主体间互动和相互评价的练习，在其中，治疗师觉察和思考的仅仅是他自己对事情所看到的版本。人际间视角聚焦在治疗师和病人的关系上，相对不太强调病人的过去，而是研究俩人间的互动。其他的视角聚焦在动机理论上，与更为传统的驱力、自体和人际关系理论背道而驰。

■临床时刻与临床评估

这个非常简要的总结试图表达的是一个框架，心理动力学治疗师用它来倾听病人以获得临床资料（Chessick，1989；Detrick and Detrick，1989；Pine，1988；Pulver，1993）。当精神科医生倾听病人讲话时，无论是在会诊时还是在进行中的治疗里，他都会体验到（在他自己的内心里）一些临床时刻，那时他用四种心理学视角来详细地探究病人的心智状态（见表4-2）：

- 临床医师想知道："这个人渴望什么，这如何反映出他基本愿望的发展情况——基本愿望的本质？"（驱力理论）
- 临床医师问自己："这些愿望怎么了？它们是被防御隔绝在潜意识中，还是被允许进入意识？假如它们在意识中，个体是否进行了有效行动来实现这些愿望？或者他用某些方式来阻止这些愿望得以实现——第二层防御？"（自我心理学）
- 临床医师进一步思考："这个人此时对自己的感觉如何？他喜欢自己吗？假如不喜欢，他是否能够忍受这一点以及是否能想办法去规划生活从而很快重新喜欢自己？他是否有能力自己来调节自尊，还是不得不借助别人来让自己感觉好些，而有时候反映出缺乏对别人的体谅？"（自体心理学）
- 最后，临床医师会想："在这个人的内心，谁是重要的人物？他如何记忆他们以及使用记忆——作为自己思考和行为的模板，或者作为自己想成为的样子和所寻找人物的模板？他是直接找寻他们吗？"（客体关系理论）

临床医师使用心理动力学倾听，留意转瞬即逝的真相本质，试图将自己放到病人的位置上，透过病人的眼睛看世界。心理动力学倾听者知道自己与病人的关系是一种人际关系。治疗师想知道这种关系正在揭示的病人的思考、情感和生活方式是什么，以及想知道从病人过去生活中正在转移到两人关系中的是什么。

然而，心理动力学倾听者能发挥的功能更多，至少在心理治疗的情景中如此。在一个评估中，在常规的历史资料收集过程的辅助下，对许多临床时刻的评估可能足够得出一个临床结论并且提出建议。在持续的心理动力学治疗中，治疗师一个接一个地体验到临床时刻，并且这一切都发生

表4-2 使用四种心智功能心理学角度的心理动力学倾听

心理学	考虑的问题
驱力理论	病人渴望什么？
	病人历史中的什么因素导致这种愿望变得突出？
	这些愿望在发展上是适当的吗？
自我心理学	病人历史中的什么事件预示了愿望的表达或抑制？
	病人如何将愿望隔离在意识感知之外？（防御）
自体心理学	病人喜欢自己吗？
	病人觉得自己受到他人尊重、赞赏或者认可吗？
	对于生活中削弱自尊或者是失去他人赞赏和尊重的事件，病人会如何反应？
客体关系理论	在病人过去和当前的生活中，谁是非常重要的人物？
	在不同的发展阶段，病人是如何回忆起这些人的？
	病人的行为、情感和思想和来自过去的哪一位相像？
	病人思念和渴望谁？
	病人在年幼时的生活中失去了谁（因为死亡、搬迁、疾病或者冲突）？

在一个特定的环境中。因为在心理动力学心理治疗中，治疗师在四面墙组成的治疗室里，被病人拉到病人的世界当中——或者至少是一个被激活的病人世界的缩影。在那里，进行精神动力性倾听的治疗师使用他的能力去观察和评估那些临床时刻，通过这种体验去理解在发生什么。这是一种将共担治愈任务的两人卷入其中的强烈体验，正巧就在双方因处于治疗情境的压力而出现退行，导致每个人都体验到指向对方的移情情感的时候如此（Gardner，1989；Jacobs，1991；Sonnenberg，1991）。

在这一章中，我们讨论一个在联络会诊情境下心理动力学倾听的例子，和用一个例子说明这种倾听如何成为心理治疗评估的核心技术。然后我增加了对心理动力学心理治疗情境进一步的讨论，包括一些说明：

- 病人的世界是如何创造出来的

- 治疗师是如何卷入其中的
- 移情和反移情是如何形成和被体验的
- 治疗师如何使用心理动力学倾听引出对病人的理解，如何形成帮助策略，以及如何通过巧妙的干预来推动治愈过程。

■ 在联络会诊情境下的心理动力学倾听

精神科医生被指派给主诉顽固性疼痛的门诊病人做评估。这位40多岁的病人是一名职业女性、妻子和母亲，她在两年前接受了下背部的手术。尽管根据跟进的 X 光和磁共振影像结果发现手术非常成功，而且尽管神经学检查未见明显的神经学病征，但她仍然主诉手术区域尖锐的疼痛，这些疼痛有时候辐射到她的腿部。

会诊的精神科医生在第一次会谈中解释说整个医疗团队的人都知道病人正在经历巨大的痛苦，并且没有迹象表明她的不适是想象出来的。他补充说，有的时候头脑中的加工过程会制造或者促成身体上的愉悦反应，有时候是疼痛反应，并且通过谈论她的生活、她的愿望和渴望、她的挫败（包括对过去和现在的）以及她对未来的预期，他能够帮助她得到一定程度的缓解。

必须强调，这位病人非常聪明和富有经验，她能够理解会诊的精神科医生提出的方法。然而，她也怀疑他能否想出答案。无论如何，总之她同意与医生见面，而他们的工作就此展开。她谈到她出生在一个家庭农庄，是四个孩子中最年长的一个。两个弟弟仍然在农庄工作，父母们最近退休了。她详细叙述了早年的生活，事实证明她具有很强的学习天赋，并且从父母和老师那里获得了特别的鼓励。她从十几岁开始，夏天就被送去参加一些特别的强化训练课程，开始是在当地的大学，然后是她家乡那个州以研究为主的州立大学，最后是她家庭所居住那个区域大城市里一所声名显赫的私立大学。在那里，她遇到了来自美国所有地区其他聪明的年轻人。她与其他参与课程的学生们梦想着一起进入那所大学。当这一切发生的时候，她的弟弟、妹妹和父母整个夏天都在农庄工作，那些夏天雨水过多、日照过盛，当作物病害和其他状况发生时，他们家就会出现财务困难。

在第一次会诊面谈中，精神科医生已经在想，这位女士在试图告诉他些什么。他想知道"为什么一开始，她就选择以这种方式跟我说她自己以及她的家庭？"他发现脑海中的画面是这位女士过着一种相对奢侈的生活，而与此同时，她家庭中的其他人却在艰难地辛苦劳作。但是她为什么强调这一点呢，尤其是在她自己处于巨大的疼痛当中时？

在第二个45分钟的会谈中，病人选择去谈她当前的生活。她是一位律师，为一个大型企业工作。工作很困难，标准很苛刻。她有两个孩子，都是十几岁的青少年，俩人在学业上都很有天分。她与两个孩子都很亲近并且为他们感到骄傲。她与所爱之人步入婚姻长达20年了。她说她在法学院的时候，俩人相遇。他是他们居住的城市一家法律公司的合伙人。然后她谈到早些年的一次旅行，他们回到了家庭农庄。那是在一个夏天，她和丈夫及两个孩子在农庄度过了2个星期。她提到想要进行这样一种度假，她感到和家庭之间的距离渐增，并且想让这次度假来拉近关系。这时已经接近第二次会谈的尾声，而精神科医生已经开始思考他都了解到些什么。通过在他自己脑海中构想几个临床时刻，他对病人认识了很多，病人处理愿望的方式、她所使用的与愿望有关的防御和人格特点、她对自己的感觉以及在她的客体世界中她与人建立关系的方式。这位女士能够明确解释自己想要什么：学业成功、职业成功、与丈夫充满爱意和性的关系、与孩子之间支持且亲密的关系。她的防御和性格类型是有创造性的：她有能力去清晰地表达她对成功的渴望——说明她想要什么，和将能量导入到建设性的行动中，从而实现这些愿望，而不是压抑对成功的进取渴望（aggressive wishes）。这表征了一个非常完善的升华能力。他推测病人使用一定量的防御性利他主义，或许是这种利他主义激发她去安排了回农场的旅行，但是令他印象深刻的是她是一个能够明确并且实现目标的人。她良好的自尊调节能力清晰可见，而且拥有丰富的关系世界和对所认识之人的心理表征。总之，她整合良好。

那个时刻，病人开始谈论她背部的麻烦如何开始。在农场的时候，她决定与弟弟和弟媳们、侄子和侄女们一起分担繁重的工作，在做这些工作的过程中，她的背部受伤了。然而在那个时候，她感到不得不去继续劳作，并且因为这样做，她本来或许可以痊愈的伤却加重了。在结束这次会谈的时候，精神科医生问病人，为什么她没有在受伤后立刻停止那些她显然不习惯的工作。她毫不犹豫地回答说在她一生当中，她的父母和手足们工作辛苦，而结果是她从他们的努力当中得到了大量的个人利益。在拜访农场期间，她就是无法停止帮忙。

精神科医生现在相信他不仅已经获得了所需的生活史资料，而且从自我心理学的角度获得了大量信息。他现在知道，尽管这位女士没有受困于愧疚达到病理意义，但是她苛刻的良知和防御的结构反映出：他之前推测的利他主义得到了证实。对她而言，成功意味着没有承担农场的繁重工作，但是她的自我要求她在拜访家人期间去做那些工作。

在下一次会谈中，精神科医生决定询问病人手术及恢复的历史、她当前生活的本质以及她背部的疼痛。她非常乐意提供这些信息，但她却表现了防御结构的另一个方面：她不是特别愿意内省。她谈到她带着疼痛从度假中回到家，然后没有对疼痛做任何处理，因为公司里有一个很吃力的案件，她不得不投入大量的时间。然后，她非常详细地谈论了她的工作，她把工作形容为"累断背"。她报告说无论何时，当一个案件进入关键阶段，她就会在办公桌前工作超长的时间，常常剥夺了自己的睡眠并且常感到身体不适。在这些时候，她的脖子和背部总是会很痛。当她说到这个的时候，她并没有将其与当前的情况联系起来，但是精神科医生想知道它们之间的关系。

她继续描述她的背痛如何演变为不堪忍受，她如何努力去康复但是失败了，以及最终她接受了手术。精神科医生问在这个外科手术之前的日子里，她是否试着去减少花在办公桌上的时间。她说她不能这么做，时间太紧了，她补充说："我从小就被教育要努力工作。我有一个好头脑，而且我逃离了农场，但是我受的教育告诉我无论如何都要努力工作。"

精神科医生现在为病人提供了一些观察。他提到，当她努力与她善用身体来工作的家庭成员们并肩劳作的时候受了伤。她感到她不能停止，甚至当她已经身陷疼痛。当她回到家里时，她继续工作——做着一份她认为累断背的工作并且事实上这工作常常引发她颈部和背部的疼痛。他指出她很感激家人为自己所做的一切，并且感到有义务保持忠诚、有义务去努力工作，甚至有义务去"累断背"来服务于那些雇用他的人或者是帮助过她的人。她对所有这些表示赞同，但是保持在最低程度的内省，想不到更多。因此，精神科医生想知道她现在是否会照顾她的背，还是像过去那样继续为她"累断背"的工作效力。他提道："或许你陷入那么多疼痛，是因为你的良知告诉你你必须工作，于是你连续坐在办公桌前数小时，这令大量的疼痛发作，任何人如果和你一样的方式使用身体都会引发疼痛。有没有人告诉过你坐着对背部非常不好，可能引发剧烈的背部和颈部疼痛？"

在那个时刻，这位聪明的女士承认她从不知道这一事实。尽管这让精神科医生注意到或许她没有接受足够的术后恢复照顾，但他也猜想病人被她与弟妹和父母并肩劳作的需求所驱动，以及隐喻性的这种需求（体现在她的法律工作上）驱动，她已经没法听见来自理疗师和外科医生的建议了。通过向她的理疗师询问，精神科医生证实了这一点。随后，精神科医生开始帮助病人理解，她良知的力量和僵化的方式指挥着她，并且阻止她将生活方式改善到足以克服背部疼痛的程度。改变生活方式意味着花时间出去锻炼，以及减少伏案工作的时间。

接下来这位病人接受更多的理疗，经过一段时间后，她克服了肌肉突发的剧烈疼痛，通过锻炼和对如何建构其工作生活的明智判断，疼痛最终变得可被治愈。最终，她能够几乎像过去那样努力工作，但定时中断去做拉伸。常识（她一直都具备的）现在更有效地帮助她保持背部不再疼痛，甚至在法律工作紧张的时间里也如此，因为一个仔细倾听的心理动力学取向会诊医师花费几个小时与这位勤奋、成功而充满爱的女士进行了谈话。尽管她没有在根本上变得不同——没有忽然变得能够内省——但她现在理解了一系列心理动力学事实，这些事实先前阻止她照顾自己。她现在可以避免"累断背"的疼痛了，过去她觉得自己亏欠原生家庭，他们努力地身体劳作为她享受充满奢侈的生活铺平了道路，而这种生活他们只能想象。

■ 心理治疗评估中的动力学倾听

一位病人由一位经验不足的同行转介给了资深的精神科医生，他之前已经做了初始评估并且相信心理治疗势在必行。这位年轻同行从事综合精神病学的工作，不确定应该推荐何种治疗，就请年长的精神科医生来完成评估以及承担治疗。病人是一位30来岁的单身男士，受过良好教育并且在为职业生涯而积极工作。他有女友，并且说他工作做得不错，有许多和睦相处的同事，也有很多男性和女性朋友。他表明自己来自一个幸福的家庭，三兄弟中排行老二，与兄弟们关系不错，并且和父母双方都很亲近。他描述了一个快乐的童年，同样有很多朋友。尽管他曾经不是一个特别好的学生，但学业对他来说很容易，而且因为他很友善，他在大学毕业后在商业领域得到很多的工作机会。

相似的是，这位男士也报告说在他的一生当中，他与女性都关系不错。他回忆起其四年级时的第一个女友，在高中时候一段活跃的约会生活，以及之后在青春期开始的性尝试，还有自大学时代以来所享受的性生活。每件事情都进展良好，直到大约一年以前开始出现焦虑发作。通过对这段历史的仔细询问，治疗师发现在他体验到明显的焦虑爆发前几个月，他的睡眠很糟糕，但他无法解释原因。后来有一天，路上堵车的时候他在车里，注意到开始呼吸沉重、流汗，体验到快速心跳，并且感到害怕。他去找了他的内科医生，在全套检查当中并未发现任何异常。这位男士被告知经历了一次焦虑或惊恐发作。这位医生问他脑海里是不是有什么事情，而他回答说什么都没有。医生告诉他这种现象可能是一次性的，但是如果再度发生，他应该回来接受药物治疗。

就在一个月以后，病人经历了第二次发作，他打电话给他的医生，而且医生给他开了苯二氮的处方，让他按需服用。接下来的几个月又出现了几次发作，并且他的内科医生把他转介给那位普通精神科医生做评估。这位医生对病人报告其病史的仔细程度印象深刻，并且注意到这位病人很善于表达。当病人抱怨说哪怕只是偶尔服药，仍然感觉昏昏欲睡时，精神科医生认为谈话治疗的形式可能是更适合的疗法。病人继续报告说他对任何有镇静特性的药物都非常敏感，出于这个原因，他也忌酒精。当针对心理治疗评估的转介完成时，精神科医生相信病人是心理动力学心理治疗的理想人选。

在资深精神科医生这一方，她并不确信这一点。她一开始很惊讶于病人完全没有内省力，一直报告早年生活的完美图景，听起来太好了以致并不真实；并且依照她的观点，嗜睡的问题表明病人需要进一步的药物调整，而不是心理动力学心理治疗。但是她继续收集历史资料，从四种心理学视角来进行倾听。

她听到病人清晰地表达他渴望在商业和社交生活上获得成功。当精神科医生问及他与女友历时3年的关系时，他说她风趣而漂亮，他很享受和她在一起的性活动和运动，以及他们与其他几位年轻男女共享的一所夏日海滩房。尽管精神科医生将整个45分钟的会面投入到对这个关系的讨论上，但是却没有更多的东西浮现。于是精神科医生对这位男士有了一个印象深刻的发现，在这位男士眼中，关系并没有包含承诺——没有长期联结感或是责任感。她也假设这位男士在这段可能的亲密关系中保持距离，以防御去认识到他不再是一个男孩而是一个男人了；她也相信，他对这一防御及其目的全然不觉。因此，从驱力理论和自我心理学的视角出发，精神病医生得出结论说，在这位男士心中有大量的防御行动，直接用来阻止他识别自己愿望的意义：他内心很冲突，关于是否将自己看作或者是希望成为一个强壮、有能力、负责任和性感的男人。他更乐意把自己想成是仍然在青少年晚期的一个人，并且他意识不到这些心理状态、偏好或者是心理过程。

精神科医生想知道这种冲突的原因，但是当她去探查这位男士儿童时期的生活以及与原生家庭成员的关系时，难以得到任何信息。在自尊调节部分的困难也还没有表现，这个部分可能能够进一步解释临床现象。当然，精神科医生知道，那些自体发展和维持自尊方面发展有问题的人常常缺乏一种能力，去将别人视为拥有自身情感和需要的整体之人；并且她知道，他们常常绘制关系来维持自尊，通过关系来提供相当表面的需求满足。虽然有病人与女友关系的信息，但是在这个部分的问题还缺乏清晰的历史信息。精神科医生因此下结论说，从自体心理学的视角来看，所有部分可能都不太好，但是又无法明确界定什么。从病人的客体世界来看，也是所有部分可能都不太好，但是无法达成一个明确的结论。当然，病人详细描述了许多人在他内心的样子；然而这些描述有种难以说清的缺乏深度的感觉，没有什么确凿的内容能够说明存在一个与俄狄浦斯关系相关的压抑，或者是形成和维系关系上的能力缺陷。

进行评估的精神科医生在这样一种情况下无法得出结论说将来有一天会不需要进行深度的谈话治疗，或者这种治疗在未来就不会有帮助。然而，向这一类病人推荐探索性的心理动力学心理治疗是不恰当的，因为病人的主诉聚焦在症状上，而没有谈历史悠长且复杂的心理痛苦，陈述颇为表面，体现不出人格类型，而且明显缺乏指向内在的详细观察历程的内省力和动机。最为慎重的方法似乎就是推荐其接受支持性心理治疗，同时实施药物治疗计划，由一位在心理动力学基础上的支持性心理治疗方面训练有素的精神科医生来进行工作，假如病人之后想要更加贴近地检视自己的问题，这位医生也能够回应这样的需要。

这位病人又被转回综合精神科医生那里，之前的医生建议他接受隔周一次45分钟的心理治疗，在此期间也将讨论药物治疗事宜，以及病人对自己状况和生活的感受。进一步的建议是，这位普通精神科医生每月或者每两个月与资深精神科医生讨论一次这种可能性，即病人对药物治疗的抱怨会不会说明了他想要更深层的谈话治疗。这个建议也得到了采纳。随后，病人开始有规律地与综合精神科医生见面，而这位医生也定期与资深精神科医生进行商讨。

■ 心理动力学心理治疗情境中的心理动力学倾听

一位单身男士在30多岁由一位精通心理动力学心理治疗的精神科医生转介去做深度的心理动力学心理治疗。病人是一位受过良好教育的教师，一直没有结婚，他报告说他是被收养的，他的养父在病人7岁的时候抛弃了家庭。他说她的养母尽力去满足他的需要和养育他，但是这些努力都失败了，因为她的不胜任感，以及她对于该教给他什么没有清楚的认识、她对他的依赖令人窒息。他报告说他长期不开心，对自己的成就不满意，而且无法形成持久的关系。在关于女人方面，他尤其感到困惑。他感到非常孤独而且渴望爱情。

在几次评估会谈之后，精神科医生得出结论说这位善于反省而且长期不快乐的男士在很多层面有问题。他明确自己渴望的能力很大程度上受损，而且伴随着抑制，他使用很多防御机制去抵抗对自己攻击能力的认识。精神科医生假设这种人格类型源自指向亲生父母强烈但是存在于潜意识的攻击愿望，这对父母抛弃了他；这种攻击也指向抛弃了他的养父，以及他不称职的养母。精神科医生也得出结论说，由于如此多的抛弃和如此失败的养育，这位男士时刻害怕被拒绝，所以在所有关系中都与人保持距离。这在他详细描述了对一些人记忆的时候体现出来，他与这些人有多年的关系，但从没有亲密朋友、恋爱关系，甚至和那些共事的人也没有紧密的关系。他觉得自己是脆弱的，并且尽管他一贯学业成功从而进入他的教师生涯，但他还是预期自己在职业上的失败以及永远被拒绝。事实上，尽管他感到与人没有联结，但有证据显示他的同事们很珍视与他交往的机会。

精神科医生对这位男士所拥有的两种能力印象深刻，即他的智能和反省能力，并且这些能力也伴随着深层的心理痛苦和真诚的求助之心，这意味着应该尝试进行心理动力学心理治疗。精神科医生意识到这位男士的个性倾向在治疗中会带来特有的移情：他预期病人会疏远和不信任治疗师，而且甚至最终当他们的关系即将变得紧密时，他会想要离开治疗。精神科医生也意识到还不清楚形成这位男士能力的原因是什么：为什么他智力如此发达以及自省力如此之强？能够在一开始的时候回答这种问题会是很有帮助的，因为通过这种洞悉，可以提升构想治疗效果的能力。但是尽管所有的事情都是未知的，但病人的能力是显而易见的。医生推荐他做治疗，他也同意开始。

治疗几乎在一开始就陷入困境。病人强烈抱怨精神科医生没有足够帮助他。病人出现了心身症状——腹疼、头疼和背疼，而一周三次、每次50分钟的谈话治疗对它们一点用处都没有。病人很快说他将要"离开这毫无价值的治疗"。在精神科医生这一方，他每次治疗都胆战心惊。他发现自己希望病人不要出现——也就是病人离开。但由于他是一位训练有素的心理动力学治疗师，他知道他应该注意这种在治疗早期出现的强烈而相互的体验，将其视为病人在诊疗室里重现其心理世界以及向心理治疗师传递一些内容的结果。他知道病人对他的感觉应该从移情的角度来检视，而他对于病人的感受也应该视为反移情的一个例子，思考这一系列情感，会对病人的人生经历有一些认识。（参见第8章"移情"和第9章"反移情"。）因为精神科医生知道病人已经在他们的关系中创造了一个他内心世界的翻版，他也知道为了帮助治疗进行下去，他不得不向病人解释正在发生的事情（Gardner，1989；Jacobs，1991；Sonnenberg，1991）。精神科医生知道他关于所看到正在发生着什么的断言会令这位思维缜密的病人觉得荒唐可笑，但是精神科医生也希望，在为了接近真相而付出的真诚努力不会被病人这样对待。于是他向病人解释说，病人曾在如此年幼的时候就被多次抛弃和感到失望，以致他深深地害怕与别人建立充满信任和希望的关系，不敢希望在他需要他们的时候，他们能够对他保持忠心和获得帮助。治疗师也解释说因为这些经历发生在他的语言发展尚未成熟的时期，所以他常常会用躯体来表达自己。这就是为什么他的主诉当中有那么多身心症状，和为什么当谈话治疗没有马上缓解这些症状的时候他如此深切的失望。病人将治疗关系体验为他在非常年幼时所体验到的关系，在其中，他已经被抛弃了：其实，他已经抛弃了对治疗的希望！

精神科医生继续注意到这位男士有很好的治疗动机，并且可能将他较早期关于自己的表现（他在诊疗室里对其世界的建构）看作是一种有创造性的、无意识的动机，努力去向心理治疗师传达他内在世界过去和现在的样子。精神科医生提示说病人将他对于抛弃的恐惧转移到了精神科医生的身上，也将对在需要的时候不会得到帮助的确定信念转移到了精神科医生身上。精神科医生进一步说，病人通过他对待精神科医生的方式，试图在对方心里创造出一种无望感，以此来向医生传达病人自己感到多么地无望。

精神科医生继续说，病人快速而强烈地出现这些感受是因为他如此害怕失望。精神科医生接着说，重要的是他们两个人通过心灵交汇而发展出一个方法来应对这样一种强烈情绪的关系，这对于病人来说很有用。精神科医生也解释了他对于移情是什么的观点：所有人都会有的无意识驱动方式，用于在世界中定位自身，通过被记得或者被压抑的过往经验来构建当前的体验。

所有这一切病人都能理解，更加证实了精神科医生的观点，他们正处于正确的轨道上。精神科医生通过在治疗中的心理动力学倾听识别出这一点，他已经能够建立一系列假设了，关于病人的愿望、恐惧，以及他们关系中的防御，还有关于在精神科医生自身成为病人心目中移情人物的表现。他也知道，病人自我感的脆弱状态令来自治疗师的反馈势在必行，以免病人因为痛苦变得不可忍受而脱离治疗。最后，他知道他和病人都需要记住，当病人感受到这些东西的时候，把这些内心状态说出来是非常重要的。这个练习可以强化现实，即他们的关系会很持久，并且病人不会被抛弃。所制定的策略是去探索病人把治疗师当作潜在抛弃者的体验。这个决定需要尽快实施——不让这样的恐惧增加，这样才有可能帮助病人获得对他人更大的信任。精神科医生知道在心理动力学心理治疗的情境下，使这位男士安心的最好方式，就是大胆地预测和检视在病人的体验中他们的关系何等脆弱。

这个治疗持续了4年；随着病人的进步和对自己理解的增长，他能够越来越长时间地忍受对于抛弃强烈的移情性恐惧。在其成功治疗的尾声，他能够在必要的时候提醒自己，早年生活中的失望对他有多么强大的影响。在那个时候，他订婚了，并且发展出了与朋友和同事的亲近的能力。此外，他也发展出了忍受与那些亲近之人的分离及意见不合的能力，而不会崩溃，包括与他未来的妻子：他的能力得到了极大的提升，能够体验恐惧，并保持相信生活总可以继续。进一步说，他不再时常体验到抛弃的恐惧，因为现在他将其视为非理性的强烈情绪，这在他接受心理动力学治疗之前曾经塑造着他的生活体验。

病人重新获得平静的关键成分，是他让自己安心的能力，这说明了一个心理动力学心理治疗的重要真理。不靠魔力生效。在很大程度上，治疗起效是因为病人在心理治疗情境中学会了如何对自己进行心理动力学倾听，学会了更加完整地思考自己，从更多的角度评估自己正在经历的体验，并对自身体验提供解释，这些都是维系一个心理平衡所需要的。

■诊疗室外倾听自己

当代的精神分析师已经开始领会到医生和病人在彼此施加强大的影响这一现象，也发现当治疗师检视自己的思想和情感中关于病人的内容时，能大量增加对病人的认识，即使当那些思想或情感看上去微不足道或者毫不相关时亦如此。有时，在一个评估或者进行中的治疗当中，那些想法或者情感发生在诊疗室以外，有时候与治疗师的梦有关（Ogden，1994，1995；Sonnenberg，1995）。这里有一个关于这种事情的例子：

一位技术娴熟的精神科医生正在评估一位态度温和的男士，这位男士来见医生，抱怨说感到无法忍受妻子，在婚姻中毫无力量去决断行事。他感到很无助。他报告说妻子不停地批评他的教养方式，指责他愚蠢、粗鲁和麻木。在评估期间，病人谈到他目前的运动兴趣。他在竞技性的高尔夫球上很积极，参加遍及全州的业余锦标赛并且有时候甚至获胜。他也告诉精神科医生在大学时代他曾经踢足球。那天晚上，以前也是大学足球队队员的精神科医生梦见在赛场上与病人对战。他的病人是一位强大的对手。第二天，精神科医生记起了他的梦，并且在对此的自我分析当中，他开始想他一直忽视病人多么有力量以及多么生气。那天的晚些时候，在与病人的评估会谈中，一个画面跃入他的脑海：他的病人正在与妻子一起打高尔夫球，而且非常生气以致用一个高尔夫球杆打他妻子。在对这种心理画面做出反应时，精神科医生仔细倾听病人对妻子愤怒的征兆。很快他听到这个方面的迹象，而且在他询问这些迹象之后，他的病人开始谈论他有多么愤怒，他有时候会想象殴打他的妻子，尽管他补充说，他绝对不会那样做。所有这些信息都有助于精神科医生准备对这个个案做解析。

■参考文献

Chessick RD: The Technique and Practice of Listening in Intensive Psychotherapy. Northvale, NJ, Jason Aronson, 1989

Detrick DW, Detrick SP: Self Psychology: Comparisons and Contrasts.Hillsdale, NJ, Analytic Press, 1989

Gardner MR: Self Inquiry. Hillsdale, NJ, Analytic Press, 1989

Jacobs TJ: The Use of the Self: Countertransference and Communication in the Analytic Situation. Madison, CT, International Universities Press,1991

Ogden TH: The analytic third: working with intersubjective clinical facts.Int J Psychoanal 75 (pt1):3–19, 1994

Ogden TH: Analysing forms of aliveness and deadness of the transference-countertransference. Int J Psychoanal 76 (pt4):695–709, 1995

Pine F: The four psychologies of psychoanalysis and their place in clinical work. J Am Psychoanal Assoc 36:571–596, 1988

Pulver SE: The eclectic analyst, or the many roads to insight and change. J Am Psychoanal Assoc 41:339–357, 1993

Sonnenberg SM: The analyst's self-analysis and its impact on clinical work:a comment on the sources and importance of personal insights. J Am Psychoanal Assoc 39:687–704, 1991

Sonnenberg SM: Analytic listening and the analyst's self-analysis. Int J Psychoanal 76:335–342, 1995

■补充阅读

McLaughlin JT: Work with patients and the experience of self-analysis, in Self-Analysis: Critical Inquiries, Personal Visions. Edited by Barron JW. Hillsdale, NJ, Analytic Press, 1993, pp63–81

Mohl PC: Listening to the patient, in Psychiatry, 2nd Edition. Edited by Tasman A, Kay J, Lieberman JA. New York, Wiley, 2003, pp3–18

Smith HF: Engagements in analysis and their use in self-analysis, in Self-Analysis: Critical Inquiries, Personal Visions. Edited by Barron JW.Hillsdale, NJ, Analytic Press, 1993, pp83–110

第5章

病人的评估Ⅲ：心理动力学评估

心理动力学评估既使用询问技术，也使用心理动力学倾听，去形成对病人主诉、当前疾病史、过去的内科和精神科诊疗史以及家族史各方面的整合性理解。包括以下成分：

- 精神状态的检查
- 重要生活事件心理发展史的构建
- 评估创伤和发展性缺陷对构成个体心理结构的影响
- 清楚地表达对不同治疗选择疗效的考虑
- 预测个体在心理动力学心理治疗中医患互动的本质，评估医患互动情况时要考虑：(1)病人的品质和倾向性，以及它们将会如何影响移情–反移情关系情境，(2)用对治疗有益的方式使用医患二元关系的能力
- 评估病人观察自身心智运行和行为含义的能力，这尤为重要

评估要检视病人使用的隐喻和象征，包括意识的和潜意识的，也要检视病人的一种能力，即通过探索这些象征而有可能多层次地理解所说的话。同时，要考虑到病人的梦，以及病人把梦作为思考心智运行媒介的能力，还要考虑病人生活史中的模式，包括自我挫败倾向的视角（可能限制了承担心理动力学心理治疗的能力）和延迟满足且建设性处理攻击性情

感的能力。儿童期经历也要纳入焦点，以及追溯病人从那时候到现在的适应能力。要探索病人的早年记忆，同时要探索那些以自主的方式行事的能力，和为实现目标和愿望而努力的能力。

　　这种评估的结果，是从病人的主观视角对其过去和现在的经历获得的心理动力学理解。这种心理动力学的解析（Horowitz et al., 1995；Perry et al., 1987）提供了一种整合性的理解，跨越了病人的生命周期，从四个心理动力学视角（情感和愿望，防御机制和认知模式，自尊调节，人际关系）对病人过去和现在的经验提供理解。这个解析也对可能的医患互动和病人防御机制模式及人际互动模式有所预测。

　　来自心理动力学评估的资料是病人的历史和与临床工作者互动的情况（Malan，1980）。病人问题的形成和寻求帮助的过程提供了一扇特别有帮助的窗口，可以看到活跃的无意识冲突、儿童时期成为模式的问题，这些问题未被解决且仍然影响着成年期的行为（表5-1）。详细地探索疾病形成的条件对于理解病人问题的心理动力学非常重要。举例来说，一位病人报告了以胸口疼痛表现的焦虑症状。病人在电影院里目睹了一个男人心脏病发作之后不久就开始疼痛。另一位病人在被选中升职之后不久体验到抑郁症状的出现。发病的条件模式使得病人潜藏的潜意识冲突形态得以发现。

表5-1　心理动力学评估准则

倾听和探索疾病及求助的过程。

倾听和探索从儿童到现在历史中的重要事件和人物。

识别过去的重要人物。

询问最早的记忆。

探索反复出现的或近期的梦，以及做梦的背景。

讨论病人对先前治疗和治疗师的体验。

观察病人如何与治疗师建立关系。

给予尝试性的解析。

邀请病人一起合作来进行理解。

病人与临床医师建立关系当中的态度也提供了信息，来说明其人际关系的模式是怎样的，以及潜在的移情反应会如何。一位正在和男治疗师见面的男性，非常小心谨慎地避免冒犯，他询问临床医师所提供复诊的两个时段哪一个对医师更好些。在另一个个案中，一位和女治疗师工作的女性在离开治疗室的时候，随口问治疗师在哪里买的鞋子，还补充说"但是它们对我来说会太贵了"。尽管在一开始的时候所有这些互动的意义还不清楚，但是临床医师需要记住它们。这些互动所提供的额外信息，必定与对病人性格类型和冲突部分假设性的解析相契合。新手治疗师可能会跳出来去探索这些互动。然而，将病人的注意力在治疗关系早期引向这些评论常常会吓到病人，结果是抑制了病人的好奇心和移情浮现。治疗师常常可以不回应，而是可以倾听或者提出一个问题（例如"你更喜欢哪个时段？"）。这些互动会在后面再度发生，那个时候，他们能够更为充分地被探索。

病人的历史为当前关系模式的形成和防御机制类型提供了模版（Gabbard，2000；Gill et al.，1954）。心理动力学治疗师在倾听病人的历史时要寻找整个发展中所体验到的冲突，以及寻找所体验到冲突中的重要他人：母亲、父亲、祖父母、姐妹和兄弟。这些冲突具备形成移情的潜在因素，当过去在当下被激活时，移情就会在治疗中浮现。临床医师需要详细收集病人对每一位家庭成员的描述——病人生活剧本中的演员们——以及收集病人对他们体验的描述（MacKinnon and Michels，1971）。

重要的是要记住，一个男人在他5岁时的父亲和在他15岁时的父亲可能不尽相同。父母在他们自己的生活中随着所发生的事件而改变：另外的孩子出生、换工作、他们自己父母的去世。在某一个年龄被看作专横跋扈的父亲，在孩子的另一个年龄可能对其人格建构很有帮助。要收集病人在生活中每一个重要阶段的历史信息，例如学龄前、小学、中学、大学早期以及婚姻期。理解病人如何体验这每一个阶段、谁是那些阶段里的重要人物以及发生过什么重大事件，这些都能引发对早期情感和关系模式的识别，这些模式在病人现在的生活中都会成为问题。

向病人询问其最早的记忆常常会揭示出病人生活中一个反复出现的重要主题；这种询问也被用于评估病人探索幻想材料的意愿和能力。相似的，让病人报告一个最近的或者反复出现的梦并和病人一起简短地探索这个梦，提供了对冲突部分解析的素材，而且能够用来评估病人的心理学头脑。治疗师也可以问病人他如何理解行为中的一些令人费解的部分，可以给出一个尝试性的解释，或者可以通过询问病人对上一个治疗小节有些什么想法来开启一次评估会谈。这些技术可以引导治疗师去和病人建立合作的关系，也给病人渴望了解的部分提供信息，以及了解病人使用理解来改变行为的能力。

假如病人以前接受过心理治疗，那么理解上次治疗的性质永远是重要的。先前的治疗体验形成了最初的预期，病人将其带入新的治疗中。此外，与前治疗师关系的理解也会说明病人会如何预期治疗师的行动，也可以用于识别未来的移情模式。

心理动力学评估是一项核心技术。除了为心理动力学心理治疗做预估以外，心理动力学评估对许多精神科的干预来说也很重要，并且对于训练有素的综合精神科医生来说也是必备技能。心理动力学的医患对话永远有专属的特点，无论目标是评估、长程治疗、短程治疗、药物治疗还是其他任何形式的干预，形成以这种方式谈话的技能是成为一名精神科医生复杂的一环。接下来的心理动力学评估例子是为初学这种重要技术的学生们准备的。这一过程也应该与全面评估和心理动力学倾听过程相结合。

完全学习这种技术是一项非常高的要求，我们在接下来的内容里提供了几个这种任务的例子。然而本章只是对过程做简要的总结，要想掌握这项技能，只有通过数年的实践，大部分这种实践应该在资深心理动力学临床医师们的督导下进行。

■ 主诉

与其他许多医疗情境不同，评估一个新病人的主诉时，包含了探询将一个人带来求助的潜意识意图。这和一个摔断了骨头而前来拜访外科手术医生治疗骨折的主诉必定大相径庭。然而，即使是在这样一个简单的例子中，也有一种例外需要被澄清：一个反复因为骨折而前来治疗的病人一直在谈一些关于自己心智状态的内容，或许因为过于鲁莽或缺乏判断力而使自己总是陷入危险情境之中。但是，当病人见精神科医生的时候，表面的信息需要更加清晰的探询和解释，就像下面这个例子所说明的一样。

一位50多岁的女性，因为无法与22岁的女儿相处而寻求咨询，并且想从精神健康专家那里得到建议。在第一次面谈中，心理动力学精神科医生让这位新病人尽她所能地说说女儿的情况，以及她认为这段时间在发生的事情。这位女士报告说她女儿已经搬到一个邻近的城市，大约相距160千米，她接受了一份服务生的工作以挣钱支撑她的演员事业。这位女士继续描述她女儿在一所顶尖大学里所受的戏剧方面卓越的教育。她知道对于年轻的演员来说，通过做一些卑微的工作来养活自己是很常见的，但是她无法从脑海中撵走"女儿不应该非做那个工作不可"的想法。她一边说，一边就突然开始哭泣，而精神科医生凭直觉感到她那突然而迅猛的眼泪暗示了她在对一些没有说出来的东西作反应；她强烈的情绪与她正在描述女儿情形的语气不太匹配。

精神科医生问病人，是否有什么别的东西在她脑海里令她感到如此难过，她痛哭着说出女儿的离开，让她的家现在变空了。她马上又说这也不全然是坏事，因为有此预期，她一直在和所在城市的学校谈，要重新恢复她图书管理员的工作。她甚至已经开始参加在图书馆工作中使用计算机的课程，这样她自己的知识储备将得到更新。但是，她补充说尽管她有一些过去的经验，但似乎她将不得不从最低职位开始恢复她的工作，也就是在一所小学当助理图书管理员。20年前，她从当地中学图书馆领导的位置上离职，她很失望不能从她离开的位置上开始工作，去帮助中学生学习使用图书馆来做研究。

精神科医生提到她的情况和她发现女儿的生活中恼人的情况是相似的：屈就于一个相对卑微的工作上。病人再次开始哭泣，在接下来的15分钟，她的主诉改变了：她认识到对于自己目前的职业前景，内心充满深深的悲伤和愤怒。在重新界定她寻求咨询的目的以后，她们决定结合这个新的焦点来继续心理动力学评估。现在，治疗师和病人都识别出这位女士自己的生活情境在困扰着她，并且确定了在可能的疗法中她最终的目标是去处理她努力回归职场时所体验到的悲伤。然后他们确定了一个计划，再做4次评估会谈。

■ 当前疾病的历史、过往史和家族史

下面是在前面部分（"主诉"）所讨论个案的延续。

精神科医生在这一点上注意到，病人在描述自己生活情境的时候使用了一个象征手法，她向病人提出了这一点：当病人想要做一些关于自身的描述时，谈的却是她的女儿。病人回应说她意识到了自己这么做，并且她能想象在许多情境中，她都会以象征的方式来表达自己。她补充说她作为一个酷爱读书的人，很熟悉使用象征来作为交流的方法。当两人继续探索时，这对于精神科医生是很有价值的信息。在随后的会面中，精神科医生让病人去描述当前心智状态的演进过程。病人回应说当她的孩子们长

大成人后，她好长一段时间以来一直在努力保持内心平衡。她谈到的女儿是最小的孩子，但是在过去的5年中，一对年长一些的儿子和女儿都离开了家。3个孩子似乎均顺利地展开生活，但是当每一个孩子开始独立生活时，她都意识到自己体验到丧失和伤心的感觉，她对此无法充分理解。精神科医生想知道她是否能够描述她的伤心，而病人回应说，在过去的这些年，她知道她因为孩子们而感到幸福，她为他们以及自己对他们的养育感到骄傲，然而后来她发现自己失去了他们。精神科医生本人很想知道她的病人实际上是否存在临床意义上的抑郁，但是在对各种抑郁症状询问的过程中，精神科医生认定病人没有抑郁，也没有自杀倾向。事实上精神科医生也认定病人能够有效地处理愤怒和其他形式的攻击性：她之前描述过对工作情况的愤怒，现在她又能描述对孩子们不够贴心地与她保持联系的愤怒。所以，从一些心理动力学的归因角度看，她似乎不会倾向于把愤怒转向自身而变得抑郁，或者不会以自我破坏的行为来回应这种动力。

对当前疾病的进一步探索重新证实了一点，病人对自己工作处境的悲伤和愤怒的主诉是非常关键的。她和孩子们的关系确实在全景中占有一席之地：在20年间，她养育孩子们并且没有外出工作，她从养育孩子的成就中获得了大量的幸福感并且一直感到很快乐。确实，那是她生活中最快乐的时间，因为她很享受当妈妈，她幸运地拥有天资聪颖的孩子们，并且相信那些在过去一直困扰她的独立实现自身成就方面的压力消除了。进一步说，她30多岁的丈夫曾经鼓励她下决心做一个全职妈妈，而他们的关系逐渐紧密和亲密。所以精神科医生开始产生了一个假设：病人的困难与她自身的成就有关，与她自己的自尊感有关。当她再次被迫去独立获得自身成就时，她对失望的敏感导致了她的不快乐。精神科医生关于这个要点的询问将焦点引向了家族史。

病人描述了她那高成就的原生家庭：2位姐姐在每个方面都很出众，而她的父母也都是受人尊敬的专业人士，当3个女儿表现良好的时候，父母会对他们进行表扬。不幸的是，当他们表现不好的时候，批评也是很严厉的，病人在一种持续的恐惧中成长，害怕令父母失望，害怕得不到他们的表扬。她现在向精神科医生叙述了一个重复的梦，这个梦从她十几岁开始就在她整个生活中不断重复。她在学校里即将参加考试，那时她意识到整个学期她都没有上课，即将不及格。在梦里她感到很气馁，对老师在学年期间没有给她更多帮助而感到生气，也对自己非常失望。精神科医生问病人对这个梦的想法。病人回应说她认为这个梦显示，她不仅害怕失败和在不成功的时候感觉自己很糟糕，也很生父母的气，他们在她成长过程中没有给她更多鼓励。从这个讨论来看，精神科医生知道了病人能够就梦进行工作，知道了她意识得到对父母的愤怒，并且能够处理那种心智状态，以及知道自童年时代开始，她在自尊方面的问题就一直是在建构着她的心灵。

在这个时候，精神科医生对这个病人了解了很多，而且能够运用4种心理动力学视角去建构一个心理动力学解析了。在这个解析中，病人看似受到自尊愿望的指引，只要她能依靠别人为她获得成就，她才会得到主观上满意的适应，这是一种防御结构。她不需要把自己置于竞争的前沿；她可以让孩子们替她去竞争，而她可以通过对她们的认同来获取满意感和心灵上的平静。但是，鉴于缺乏父母持久的和无条件赞许的记忆来帮助她在大部分时候对自己感觉良好，孩子们的离开暴露出了她的需要，即自我感觉需要持续的支撑。当然，这个解析构建了病人客体关系的图景，以及她的自尊、愿望和防御。在那个时候，精神科医生相信他已经取得了对这位病人较好的初步理解，并且相信病人已经对开始着手个人心理动力学心理治疗的疗程具有了心理上的需要（一个反映了病人基本人格结构的长期持续的问题）和有利条件（致力于自我探索式对话的能力）。但是，精神科医生想以一种尝试性的方式，评估病人自我观察的能力在发展出移情-反移情情境时将会如何支撑治疗。

　　为了这么做，在第5次即最后一次评估会谈中，精神科医生问病人对前面4次谈话的感觉如何？这时，病人表露说，她会认为有时候她对自己的知觉不足会令精神科医生不悦。精神科医生提出这是一个例子，说明病人是如何让她在与他人关系中对自己特有的体验方式在治疗室中大行其道的。精神科医生补充说，从她所听到的病人的历史来看，精神科医生相信病人常常在重要的关系中有这种低自尊的感觉。病人确认了这一点，精神科医生现在向病人解释说，在心理动力学心理治疗中，现场所发生的内容是工作的核心：当在病人和治疗师的关系中体验到特有的情感时，会假定他们正在重演过去重要关系中的情感，而且就在他们感受到这些情感时，他们可以以一种生动的方式去探索和理解这些情感。病人可以理解这些，精神科医生现在相信她可以推荐病人接受心理动力学心理治疗疗程了，而且预期这将对病人有帮助。她这么做了，病人同意了这个推荐，于是他们开始了一个每周2次、持续了3年的成功的心理治疗疗程。

■ 早期记忆和创伤

在前面的例子中，一位女性寻求帮助，而且发现她是接受心理动力学治疗很好的人选。在这个例子中，你会读到一位男性接受每周1次的心理治疗超过1年，而症状没有任何缓解。

这位病人在30出头的年纪开始接受治疗，原因是他有多种恐惧：人群、过桥、空中旅行、驾车行驶以及乘坐电梯。这些症状在儿童时代就稍有显露，但近些年变得严重，他时时刻刻都会普遍觉察到焦虑在升高。虽然没有急性焦虑发作，但当他感到焦虑的时候，他就会感到被迫实施一些强迫性仪式。这些仪式包括洗手、开车前小便（无论行程有多短或者与上次小便时间间隔有多短）、从家门前的土路上捡起石头——害怕如果没有这么做，有车子行驶时会压着石头并让石头飞起来，从开着的窗户飞进车子而伤到别人。

这位病人前去进行精神科评估，然后被转介去做认知行为治疗，但是没有帮助。几个月后开始是加上苯二氮，同样没有缓解症状。最后，病人向在心理动力学评估方面训练有素的精神科医生求助，进行了一次重新评估。

这一轮的5次会谈聚焦在当前的痛苦、该疾病的历史、过往史以及家族史上。病人说在他大约7岁的时候，他第一次体验到强迫的症状和焦虑。他很害怕去学校和走在人行道的缝隙上。那些强迫症状持续了好几年然后自己减轻了，然而所描述过的那些轻微的恐惧症状一直遗留下来。当前的一系列痛苦开始于几年前，但是病人开始的时候无法识别出一个诱发事件。

精神科医生问病人在那个时候家庭中是否发生了什么事情。病人对那段时间所发生的事情感到非常奇怪，他的爸爸生病了。

他的背部开始出现麻烦，而且接受了必要的背部手术，手术很成功。也是在那段时间，他那永远焦虑的妈妈变得非常害怕而且向病人求助，他能够给予的帮助就是反复安慰妈妈。临床医师然后询问了病人的家庭情况——当前的组成结构和历史——以及病人的儿童期和发展史。病人首先评论说过去没有人问过他这个，或许这是很重要的问题。他接下来的陈述令精神科医生大为吃惊，首先是因为在之前没有清楚地谈到过这一内容，然后是因为病人谈论这一内容的方式。病人说他是家中唯一的孩子。他最近从家里搬出来了，因为他在一家大型房产开发和管理公司的工作做得不错。他一直以来都与父母很亲近，也很享受周末与他们聚餐。他有一个女友而且正在计划要订婚，他父母非常喜欢她。他的父母和外祖父母在他出生之前不久从亚洲移居过来，全家住在一起，做着一系列零售生意，并且生意兴隆。当他出生的时候，每个人都很喜爱他，他被告知而且甚至记得，在5岁生日派对上他成为大家注意的中心。精神科医生请病人说说最早的记忆，他最久远的记忆就是在派对之前不久，他的外祖母生病了，一辆救护车前来接她去了医院。

然后病人自发地谈到他的外祖母在接下来的几年中依然在生病，首先是心脏问题，然后是某种类型的淋巴癌。在此期间，她的妈妈非常焦虑，然后病人不带太多情感地补充说或许那个时候对他来说不是一个快乐的时期，因为他被抢占了的母亲对他日渐疏远。精神科医生请他说说母亲被抢占了是什么意思，病人解释说她奉献给了她的妈妈，一直为她的妈妈感到担忧，并且在家中全情投入去照顾她。

然后病人说确实有些关于生命中那段时间的东西"在我脑海中凸显出来"了。他不情愿去更多地思考这个，或者不肯相信这很重要，因为他"真的"拥有一个很棒的童年，父母努力工作并且全身心对待他。但是他认为或许他应该谈一件事。在他大约7岁的一天，他从学校回到家，他的父母和外祖父在工作。尽管外祖母在生病，但她状态稳定，而且当他从校车上下来的时候在那里迎接他，还给了他牛奶和饼干。她这样做之后就离开了房间。大约半个小时之后，病人喊她而她没有回答。在他喊了几次而且没有回应之后，他从桌边起身到处找她。他发现她倒在客厅里，他回想起他无法唤醒她，开始非常害怕，然后跑出房子去求助。他找到一所临近的房子，给父母打了电话，他们冲回家里，再次来了一辆救护车将外祖母送去医院。这一次，她再也没能回来，因为几周后她去世了。在回顾往事时，病人想起妈妈后来变得非常不快乐，而且哀伤了很长时间，然后他"猜想"那段时间就是他出现学校恐惧症和不愿意踩在人行道缝隙上的时间。

　　然后他开始出现一种他称为"奇异"的想法。一段儿时的旋律飘入他的脑海："脚把缝隙踩，妈妈背折断"。精神科医生问他这对他来说意味着什么，他想不出任何内容。医师想知道他现在会不会可能在潜意识里害怕知道一些关于自己的内容：他那么害怕去上学和后来害怕踏上人行道的缝隙，都是因为在他意识到的恐惧之下的，是对伤害妈妈的想法的潜意识恐惧。精神科医生补充说，这可能是因为尽管他成长于一个团结而充满爱的家庭，但是或许在他确实感觉不那么开心的那段时间，他也会感到非常愤怒。病人说他从未想过这个，但是这有点道理。事实上，他相信他有可能感到对于外祖母摔倒这件事情自己负有一些责任，或许甚至对于她的去世也一样，他现在知道这样想非常荒谬可笑。然后他补充说，假如他感到应该对这些事情负责，他估计自己也会感到应该对在外祖母去世后妈妈持久的不快乐负责。

但是他很纳闷，"为什么愤怒？"

对于这个问题，精神科医生用他自己的问题来进行了回应："你能想象为什么你在那段时间会对妈妈感到愤怒吗？"病人回答说他与外祖母非常亲近，并且他对于没能在她摔倒的时候帮助到她而感到很懊恼。他接着说他没有机会对任何人说他的懊恼，而且这种懊恼萦绕了他很多年。精神科医生提示说这可能是个对妈妈感到愤怒的充分的理由：她没有能够与他讨论他的感受。在这个时候，病人注意到或许这就是为什么他在7岁的时候出现了学校恐惧的症状，以及同时出现对踏上缝隙的恐惧；他理解了他不想离开妈妈左右，因为当他离开外祖母左右的时候，外祖母摔倒了。他对妈妈如此愤怒，想希望惩罚妈妈但又害怕妈妈因此而受到伤害，以至于他感到需要和她在一起以保护她免受这些伤害。他曾经也一直希望妈妈能来倾听他。

病人后来注意到他一直体会到一种对家庭成员的责任感，当前的症状可能和童年时代症状的来源相类似。就像当年一样，现在有一位家庭成员生病了，而且他的妈妈非常难过。或许他再次感到生气，因为当他的爸爸生病时，他也很担心，但是他不能从妈妈那里获得支持，而是仅仅被期望去随时给予妈妈支持。他注意到他的症状可能是一种象征的方式，表达出他需要去控制对妈妈的愤怒——以保护她免受他潜意识所希望看到的因没有好好照顾他而遭受的惩罚——即使现在，作为一个成年人，这些需要事实上已经大大削弱了。

此时，精神科医生相信他对病人有了大量的了解。这位年轻人可以很有心理学头脑地进行思考，而且可以从自身的情绪痛苦中退出来，检视他的生活史是如何形成他精神疾病的基础的。他可以领会象征手法在制造他症状中的作用，也可以理解一系列创伤事件的作用，包括她外祖母的生病和去世，以及他妈妈对这些事情的反应，这一切都在塑造着他的人格和预示了他对当前家庭中的疾病会做出这样的反应。医生理解大部分处于潜意识的攻击性愿望和冲动在病人当前生活中起到的作用，病人需要使用防御方式来避免在意识层面了解这些愿望。这位病人有稳定的自我感和调节自尊的能力，这一点很明显；精神科医生认为这是让这位男士能如此好地观察自己的重要因素。进一步说，精神科医生相信这位病人具有高度发达的能力去与周围的人建立良好的关系，并且产生思考这些关系的精神结构。尽管病人在识别自己的攻击性情感方面有一些困难，但他具备极好的调适能力。所有这一切也让精神科医生确信这位男士能够检视可能出现在移情关系中的内容。医生自己推测移情可能出现的形式，即病人会感到精神科医生没有好好倾听他，就像她的妈妈曾经没有这样做一样。然而，精神科医生没有对病人说出这个推测，为了避免因为暗示而创造了一个核心的移情格局，而这个格局本来永远不会出现。

医生向病人解释了他的那些发现，并且表明他能够从心理动力学治疗中获益，以及治疗可以有多种方式展开。目标由病人来定。假如他觉得处理愤怒情感的困难相当普遍，他可能会想要做比较密集的治疗，每周多次会面，这是为了减少他生活中的抑制，让他在生活中更加积极主动。假如他相信这个困难没那么令人烦扰，他可以尝试更为短程或者不那么密集的治疗方式。病人选择了每周1次的心理动力学治疗，1年后成功结束。

■ 发展缺陷

在迄今为止描述过的两个个案中，在评估期间就发现病人都是心理动力学心理治疗中的良好人选；并且在这两个个案中，治疗方法都证明效果良好。但事实并非总是如此，比如接下来说明的这个例子。

一位40多岁的男性前来接受评估。他独居，抱怨他在做一份销售员的工作，既不需要也不能反映他受教育的成果，他感到很悲伤，觉得生活遭到了停滞。精神科医生提议他们见面几次来进行一个全面的评估。出现的内容包括这位男士是两个孩子中的老二，姐姐在他上中学的时候离开家去上大学。她在那里遇到了她的丈夫。她再也没有回家，现在事业有成且家庭美满。与姐姐相反，病人整个大学时代都住在家里，持续过着一种没有朋友和约会的生活，绝大部分时间都自己待着。

精神科医生试图去获得病人童年时代的生活图景，发现他一直都感到在社交上很笨拙，而且一直花很长时间和母亲待在一起。精神科医生想知道为什么会这样，病人说他真的不知道原因，但是对他来说似乎他和母亲都更愿意这样。他补充说在他的早期记忆中，和母亲在一起感觉并不很好，但是至少好过与其他孩子在一起时害羞的感觉。他在学校学习不错，但是永远喜欢放学直接回家。他说他的父母很亲近，他感到与他们一般亲近。完成学业后，他自己找了一间公寓，父母也鼓励他这么做。几年前，他的父母退休去了另一个地区，病人考虑搬到那里去。但是他没法找到工作而决定原地不动。他的生活内容由工作、看电视和偶尔去看电影构成。

精神科医生对这位病人生活的空洞感到震惊，但是精神科医生也庆幸病人没有表现出急性抑郁。他对这位病人缺乏想象力的特点也印象深刻——他没有能力用象征的手法去思考自身的存在，这可能说明他无法将当前的生活看作是旧有的模式正在以象征的方式重演。事实上，他思考任何事情都非常具体和平实。病人仅仅将他过去的记忆看作是在描绘毕生的孤独状态，他相信那是他唯一的选择。甚至做梦都是平实的：他将一个他独自一人的梦境描述为他不快乐状态的写照，而且没有任何想法表明在他独自一人的状态背后，可能有一些维持现状的愿望，或者是因为与他人建立联系愿望而产生的冲突。他说他可能会很高兴和母亲住得近一些，但是他不能搬家，因为母亲现在居住的城市几乎没有能找到的工作。他似乎毫无感知，或许他心怀一个隐蔽的倾向就是不要与母亲有联结。

精神科医生得出一个结论，他渐渐看到的东西根植于这位男士的发展经历，或许很大程度上取决于体质性的因素。他在一些技能的发展方面有严重的失败，包括社会化、自主性、明确愿望及实现它们的能力、与他人建立关系的能力以及定义和感知自体的能力。精神科医生总结说病人有严重的发展缺陷。但是精神科医生想尽其所能地给这位男士每一个机会，精神科医生的确看出了一些想要改变的动机，证据就是病人求治的决心。尽管病人不是很有天赋或有领悟力，但他完成了大学学业，这说明他必定很聪明。

精神科医生相信很可能领悟取向的心理动力学心理治疗会因为这位男士坚如磐石的过于具体的特点——缺乏想象力——而遭遇失败，也或者是因为治疗师强烈的乏味感而失败。至于移情，假定会被病人很具体地看作一个对其贫乏生活的反映，移情很可能不会得到检视。因为他可能在治疗中感受到某种程度的舒适，就像和母亲在一起，病人会在治疗的背景中利用与精神科医生之间的关系：移情关系可能成为其严重空虚生活的慰藉来源。

考虑到所有这些因素，精神科医生以一种友善的方式建议病人和他每周见面和会谈，看看他们的谈话会走向哪里。于是他们开始了长达10年的对话。令人惊讶的是，随着时间的推移，他们两人发展出了超出精神科医生预料的亲密关系。病人开始理解他在童年时期得到的理解太少，而治疗师有意愿努力理解他害羞的意义，这帮助他朝着和他人建立关系的方向迈出了几步。以一种试探性的方式，他接触到对母亲的怨恨，因为她没有能够更好地与他在情感上联结，他也开始接触到一个想法，因为对母亲的愤怒，或许其实他更倾向于住得离母亲远一点。他也认识到他在社交情境中因为不知道该说什么和不确定该如何与别人建立关系而感到如此害怕；而且，通过使用与治疗师的这种对话，他在和别人交往方面积蓄了些自信。当他有了两个朋友——一位男性和一位周六晚上一起看电影的女性——的时候，规律定时的谈话治疗结束。其实他开始想象某一天，他会和他的女性朋友发生他想要的那种性关系，在结束每周一次的治疗之前，他讨论了这个。

通过用心理动力学的方式理解发展缺陷的强大影响，以及通过一段与善解人意的治疗师之间长期的新关系所带来的成长潜力，都说明支持性心理治疗是有帮助的。尽管规律的见面会谈已经不再实施，但每年病人都会和治疗师见面会谈几次。他们都知道，只要双方都活着，会面就会继续。

■ 对病人道德感的评估

在对这一章进行总结之前，有些话一定要说说，是关于对病人道德感的评估。精神分析的作者们已经强调过，在心理动力学心理治疗中，在病人和治疗师的关系中，病人总是把治疗师看作权威人物——看作病人的道德感化身（Busch，1992；Gray，1990）。当病人开始对治疗师讲述自己的秘密，当病人害怕遭到治疗师的反对时，治疗就会陷入困境。可以通过了解病人如何谈论他的标准、理想和品行的话题来预测这种阻抗，这在心理动力学评估中非常重要。假如病人是自我批判或者自我惩罚的，治疗师可以预测病人把治疗师看作好批判和好惩罚的，而这一点将不得不在持续的治疗工作中进行讨论。在预测和明确这种未来的挑战方面，评估阶段很有价值。在一些个案中，当病人有着特别严苛的道德感时，治疗师可能决定支持性心理治疗比心理动力学心理治疗更为合适。

■ 结论

在这一章中，我们提供了三个心理动力学评估和历史资料收集的例子。每一个都不同；每一个都有不同的结果。在这些例子中，心理动力学评估的组成部分都涉及了，但是这里的讨论顶多只是对一个相当复杂的过程的介绍。能够实施心理动力学评估的医生已经掌握了一套复杂的技术，不仅包含临床症候群的知识、许多心理学视角以及对人的发展的理解，还包含共情地向另一个人进行陈述和将关系当作评估的工具加以使用的能力。要形成这一套技能，治疗师需要参加广泛的培训、技术督导下积累的经验，以及形成对自身深入的理解。

对自身精神动力的领会对于理解其他人的精神动力来说有着不可估量的帮助，这是为了避免把其他人脑海中所发生的事情与治疗师脑海中发生的事情混淆起来，这对于移情-反移情情境的理解也有很大的帮助。通过个人分析或心理治疗、自我反思、督导经历以及通过与经验丰富和信任的同行定期讨论，都可以获得帮助来理解来访者的个人动力。

■ 参考文献

Busch F: Recurring thoughts on unconscious ego resistances. JAm Psychoanal Assoc 40:1089–1115, 1992

Gabbard GO: Psychodynamic Psychiatry in Clinical Practice, 3rd Edition.Washington, DC, American Psychiatric Press, 2000

Gill MM, Newman R, Redlich FC: The Initial Interview in Psychiatric Practice. New York, International Universities Press, 1954

Gray P: The nature of therapeutic action in psychoanalysis. JAm Psychoanal Assoc 38:1083–1097, 1990

Horowitz MJ, Eells T, Singer J, et al: Role-relationship models for case formulation. Arch Gen Psychiatry 52:625–633, 1995

MacKinnon RA, Michels R: The Psychiatric Interview in Clinical Practice. Philadelphia, PA, WB Saunders, 1971

Malan DH: Toward the Validation of Dynamic Psychotherapy. New York,Plenum, 1980

Perry SW, Cooper AM, Michels R: The psychodynamic formulation: its purpose, structure, and clinical application. Am J Psychiatry 144:543–550, 1987

■补充阅读

McWilliams N: Psychoanalytic Diagnosis. New York, Guilford, 1994

Nemiah JC: Foundations of Psychopathology. New York, Jason Aronson,1973

Pine F: Diversity and direction in psychoanalytic technique. New Haven,Yale University Press, 1998

Tyson P, Tyson RL: Psychoanalytic Theories of Development: An Integration. New Haven, Yale University Press, 1990

第6章

开 始 治 疗

对于即将开始心理治疗的病人来说，心理动力学心理治疗通常不是一种他们熟悉的医疗形式。在评估结束的时候，医生和病人讨论治疗形式的选择，这些治疗形式都将会以不同的方式让病人获益。此外，临床医师必须向病人说明每一种治疗方法是如何起效的。对于心理动力学心理治疗这个学派也是一样的。临床医师可以向病人解释说心理动力学心理治疗是一个学习新的问题解决方法的过程，基于对个人生活史的理解、对意识知觉以外的心智世界的理解以及对个人世界观（个人的精神现实）的理解。过去的体验被当作现在行为（情感、思想、幻想和行动）的模板，这种方式决定了个人的精神现实。

让病人理解心理动力学心理治疗的目标和过程对于心理治疗的成功开启非常重要。让病人对这个治疗阶段形成概念的一个方法就是建立安全的氛围（表6-1）。尽管这可能看上去像是一个强迫性的任务，但这与诸

表6–1　建立安全的氛围：治疗师的任务

帮助病人理解过去是现在的模版。

帮助病人理解移情、防御和阻抗的概念。

介绍和解释治疗师有所节制的角色。

保持关怀的治疗师视角并且打造治疗联盟。

处理病人最初的失望。

多情境下医生的任务是相似的。举例来说，当家庭医生发现一位健康的病人胆固醇指标很高时，他必须教导病人，同时和他建立一个合作的工作关系，以便他们能共同开始治疗去抵御悄无声息的潜在致病影响。

在心理治疗的开始阶段，病人了解到心理动力学心理治疗将会产生效果，是因为在与治疗师的关系中，病人通过移情关系，于当前再度体验到过去的关系。经由在治疗情境中检视这些情感，病人得以理解个人的历史如何在生活中被不断地重复体验着。然后病人将开始理解，在此时此地象征性地再度活在过去，结果就引发了心理上的痛苦，因为这唤醒了童年时代的冲突情感和焦虑。病人也通过体验来学习到，经由识别这些无意识过程，伤痛的情感消退了，新的行为就可能出现。

临床医师既通过教育和解释，也通过举例来直接教导病人。有时候，临床医师应该直接且支持性地对病人解释治疗过程。当完成了这些工作后，最好不要继续去重复解释，而应转为一种理解的方式，而不再是教育，去倾听病人对形成理解可能存在的情绪上的障碍。技艺精良的临床医师总是能在治疗早期就做出决定，何时该进行教导，或者何时该从病人那里倾听更多素材，而推迟去做那些指导性的评论。总的来说，新手治疗师对于在刚开始的治疗时段里教育多少和倾听多少颇为挣扎。在后期的治疗里，在已经做过清晰的解释之后，治疗师会假设病人已经不存在认知教育上的困难了。但是治疗师在治疗开始的阶段不能这样认为，尤其是对于一位毫无经验的病人而言。理解治疗的目标和过程对于病人而言非常重要，病人能感到足够安全和舒服地进行探索，以及忍受在治疗情境中唤起的焦虑（Abend，1990；Busch，1995；Jacobs and Rothstein，1990）。

■ 首先，杜绝伤害

在我们详细讨论治疗开始之前，"首先，杜绝伤害"的原则必须要着重强调。心理动力学心理治疗是一个强有力的过程，能够对病人产生巨大的影响（Ogden，1983）。Lipton（1977）在一篇见解深刻的文章中指出，因为病人们认为治疗师是疏远的，而且拒绝真实的人际接触，所以他们会比较受伤。作者宣称这种行为反映了一种治疗师应该是什么样子的信念——这是一种事实上被很多治疗师秉持的信念。Lipton 劝告治疗师不要让医患关系失去人性。这个观点不能被强调过头，即使这个观点包含了一种觉察，即在动力性治疗里，治疗师需要摈弃对病人使用控制的态度。对安全和医患关系在这一章后面的"安全氛围"部分和"医生式的关怀态度"部分会有更为丰富的讨论。

■ 节制与自由联想

在病人开始理解治疗过程之后，随着时间的推移，为了去更多地倾听病人如何组织其心理世界，治疗师将变得相对不那么主动说话。在技术上，这种方法被称为"节制"（being abstinent）。假如病人问起治疗师的沉默，治疗师将再度需要对此做出解释。治疗师可能会说："我在很仔细地听你说。我想要能够最好地理解你是如何看待世界的，而不去干扰你的叙述。"治疗师也鼓励病人尽可能自由地说话，而且不必对所说内容的准确性或逻辑性做评判（表6-2）。这一点可以用下面这种方式去向病人解释："你可以自由地说任何你想说的话。事实上，假如能够说出任何出现在你脑海里的东西，就会非常有帮助。"治疗师协助病人说出任何进入脑海的内容——说话的时候不需要去整理想法——甚至病人可以说出一些他害怕的事情，不真实的事情或者对治疗师或他所爱之人有伤害的事情。这种交流方法就是人们熟知的"自由联想"（free association）。这是经典精神分析的病人特有的思考和谈话方式。在心理动力学心理治疗中，病人也会趋近于这种相同的心智状态。尽管在经典精神分析中，由于存在精神分析治疗的其他元素，所以自由联想要自由得多，但是心理动力学心理治疗的病人也会相当接近那种表达方式（Freud，1917/1963）。

表6-2　开始治疗：病人的任务

与治疗师建立工作联盟。
学会自由联想。
领会安全氛围。
识别在最初阶段出现的失望。
发展出对移情、防御和阻抗的理解。
学会对梦、白日梦和口误进行工作。

无疑，自由联想只是相对的，病人所体验的无意识冲突作为主要因素阻碍着思想、情感和幻想的自由表达。治疗师在和病人的合作当中，仔细倾听线索，来了解是什么存在于病人意识之外且阻碍着病人自由表达思想。这些思考方式阻隔了令人不舒服的情感和冲突，以便它们不被体验到，这些思考方式被称作"防御机制"（defense mechanisms）。治疗师仔细观察，并且在合适的时机，向病人说出病人在其思想和情感中所展现的模式，以及表达这些思想和情感的阻碍。治疗师观察病人在思想和情感上的变化，以及任何偏离治疗的举动。治疗师将病人的防御机制体验为对治疗工作的"阻抗"（resistance）。通过对阻抗——病人的防御机制——运作的理解过程，移情会在之后的治疗中浮现。

临床医师和病人共同工作来发现病人的思想和情感的模式。这一合作性的工作让病人体验到这种任务是他最终能够承担的，而不是某种魔法。对防御的分析这一任务，形成了病人最终选择不同行为方式的基础。有时候，一位新手治疗师的热诚可能会令其想要告诉病人某个模式，而不是与病人共同工作去识别它。这种渴望会让病人认为治疗师非常有力量。这种看法在后面的治疗中常常会制造问题。有时病人会因为临床医师的相对沉默而体验到挫败感。然而总的来说，病人应该体验到治疗师与他并肩，作为他的同盟一起去掌控那些隔绝大量内容于意识之外的力量（Schafer，1983）。在治疗开始的阶段里，帮助病人理解这一点至关重要。

没能理解这一点的病人，有很大的可能会逃离心理治疗。治疗师需要大量的技巧来快速地教会病人这些，正如下面这个案例中所表明的。

一位30多岁的已婚女性找到精神科医生，抱怨自1年前母亲去世之后的悲伤。她报告了断断续续出现睡眠和进食方面的困难，不过她的体重没有减轻。这位女士要求开一些抗抑郁的药物，但是精神科医生回应说在决定采用何种治疗方法以前，应该有几次面谈。精神科医生想要和病人见面以观察她会如何与他建立关系，以及观察移情反应，这可以为了解病人和已故妈妈的关系提供线索。他认为他们可以识别出针对她悲伤的一个心理动力学解释，而且接下来的心理治疗可能对她效果良好。

他解释说想要去倾听病人的心智如何运行，他可能说得很少但是会听得很专注。病人对此感到不知所措和困惑不解，并且告诉了精神科医生。他再次向她确认了他的兴趣所在，但是在别的时候仍然保持沉默。那次会面之后，病人给她最好的朋友打电话，这位朋友1年前曾在一位心理治疗师那里接受治疗。朋友建议病人给自己的前治疗师打电话，她这么做了。

然后病人的第二次问诊就是由朋友的精神科医生来做的。第二位精神科医生的做法不大一样。她详细地解释在评估当中她要发现什么：能够解释病人悲伤的思维模式，抑郁的精神生物学进程证据，或者两者兼具。她解释了心理动力学心理治疗的目标和过程、移情的本质和如何研究移情、安全治疗氛围的本质以及治疗性节制和自由联想的作用。

这一次，病人决定继续接受评估，并且感到放松和被理解。在几次会谈当中，病人感到很自由地询问关于治疗的问题和共同在做什么的问题，而且精神科医生也自由地回答问题，病人接受了治疗师的推荐，准备开始一个每周2次的心理动力学心理治疗疗程。病人了解到对于母亲去世的悲伤，是病人想要理解的诸多关于母亲的情感之一，而且这些情感很多根植于童年时代。她对她的治疗师很有信心，和她在一起感到安全，而且会体验到治疗师的节制是一个有用的治疗技术。

■ 安全氛围

心理动力学心理治疗提供了一个虚拟的舞台，让病人在一个安全的氛围中在舞台上面演出其心理生活的剧本（Schafer，1983）。在治疗中，病人的话迎来的是治疗师的努力理解，而不是评判或者批评。心理动力学心理治疗师的工作不是去管理病人的生活（对病人进行筛选的很重要的一个原因）或者评判这种生活运行方式的价值或意义（Poland，1984）。

在治疗情境中，治疗师的节制、中立的态度，一定程度上是一种发明、技术，一种特定的行为方式，设计来为病人提供"退行"的机会。一部分是因为心理治疗情境这种独特的方面，一部分是因为正常的生活过程，病人能够以一种组织不强和结构不足的方式思考，更加接近无意识的情感和思想，并且因此能在心理治疗的舞台上演出来。随着时间的推移，治疗变成了一个实验室，在安全的治疗联盟中，病人能在其中详细检视他体验到的针对另一个人（治疗师）的情感、思想和幻想。

尽管这一目标要求治疗师相对被动和沉默，但这一技术立场并不意味着严苛冷酷或者刻意剥夺。这种合作的发生，一部分是通过临床医师适当的关怀，以及通过对这种特别的团队努力和协作所做的解释，这是治疗的一部分。治疗师和病人共同工作以理解病人的体验，相应地引发病人精神痛苦的改善。这种通常产生于病人和治疗师之间的共识有时候被称作"契约"（contract）。然而，这个术语倾向于强调任务的分工，但是遗漏了这种体验中最重要的部分：共同工作。对治疗师和病人来说更为准确的描述都是为建立工作（Greenson，1965）或治疗（Zetzel，1956）联盟而做的努力。

　　一位医学院的学生因为正在经历学业上的困难而前来寻求治疗。她一开始就感到不确定，想知道精神科医生是否能够帮助她。精神科医生自然也不确定并且感到有义务告诉她这一点，但是他用了一种创造安全氛围的方式来做这件事："我对你尚不够了解，甚至还不知道出了什么问题。在我不够了解你的时候，我当然不能向你保证一切都会好起来。但是，我至少知道你已经表现出来的优势——学业成功，进入医学院。我也能想象，现在你的世界忽然感到不够安全、无法预知，因为你发现学习非常难。我也在猜想，你现在是否感到非常脆弱以致你害怕作为病人没有好的东西来让治疗成功，那么我将会像老师一样批评你，类似于给你一个低分，而不是成为你的帮助者。"

　　病人开始哭泣，并且告诉精神科医生他的话很大程度上道出了她的感受。精神科医生回应说，他很高兴并且认为他现在正在开始理解病人和正在开始帮助她。治疗在一个富于安全和理解的氛围中展开，而且治疗联盟正在形成。

■ 医生式的关心态度

　　在许多心理动力学新手治疗师的头脑中，常常对多大程度上治疗师应该隐藏自己的人格和人性这一点心存误解。许多新手治疗师怀揣着一种模版，实则是一个讽刺的画面，一个表情空洞、没有微笑和毫无回应的治疗师，许多分钟保持沉默，甚至许多次会谈都如此。偶尔，这样的治疗师给出一个肤浅的解读或者一个切中病人心智核心的解释。

　　事实上，这根本不是心理动力学心理治疗师的样子。他不会冷漠、疏远或者主观专横。治疗师不会为了表现抑制、无情或者疏远而抑制自己（Stone，1981）。当然，心理动力学心理治疗师是相对被动的（或者说节制），为了创造一种治疗性的环境，让病人变得能够意识到隐藏的愿望和冲突。

适应这种方式工作的治疗师从充满关怀的医生角度进行工作，对病人的痛苦充满和善且能有所察觉（Schafer，1983；Stone，1981）。通过他们的共同工作，医生反复传达了这样一种认识，病人不仅在治疗以外的生活中正在经历着心理上的痛苦，而且因为反复体验着过去，也在治疗当中体验着那些痛苦。精神科医生对病人表示敬意，病人努力理解自身，并且即使深陷痛苦但仍然在治疗中跋涉。

接下来的例子说明了对这种医生式关怀氛围的觉知。

一位将近40岁的单身男性，因为在工作中对自己的表现频发焦虑而前来接受精神科评估。尽管他是受过高等教育的专业人士，但他在之前没有与精神科医生接触过，而且不理解心理动力学心理治疗如何工作。在一个彻底的评估之后，他开始治疗，而几个月之后，他向精神科医生说出了下述的观察："我现在知道了为什么你不对我更加自由地说话，不像在评估期间那样了。你想让我到这里来并且自由谈话，说出我脑中的内容。当我这么做的时候，我似乎总是会触及那些感觉上属于过去的情绪，那些我在成长中针对我的朋友们和成人们的情绪。我想假如你回答我所有的问题，或者立刻回应我，我们就不知道是什么在我的脑海中，我们将不能找到那些感觉。因为我们所做的，我得以更好地认识了自己——去理解我是如何变成我的。"

■ 在开始阶段的失望

在开始阶段，病人首先遇到心理治疗情境中的各种不同方面。治疗师帮助病人适应这些事件，并且指导他们如何利用这些事件。经常，当治疗师变得比较节制的时候，病人的第一个具体的反应就是失望感。在某种程度上，这个反应的发生是因为无论治疗师多么小心地努力帮病人做准备，病人都会因失去情感支持而体验到一种丧失，这种情感支持是评估过程中特有的。此外，时常环绕着治疗开始的第一缕希望的曙光就会很快暗淡下去，给大多数病人留下了一种困惑感、挫败感和无助感。"这样的精神科治疗将如何帮助人？"有时候他们会发问，但是更常见的是这种问题只是处于他们意识的边缘。因为精神科医生已经被病人赋予了权威和专家的角色，当治疗师变得比较安静，而病人因此需要去更多地独立工作时，源自过去情境的情感常常被重新唤起，在这种过往的情境中，病人被要求采取行动去朝向心理上的成熟。

所以，举例来说，这就好像是即使病人害怕受伤或失败，但是仍然在学业上再次不断前进，或者被要求去承担更多的责任。在这个方面的一些变化几乎是必然的。治疗师使用这件事情促进病人去理解治疗如何将来自过去的情感带入意识这一过程。这常常会是病人第一次有机会看到处于运转当中的治疗是什么样子，并且从行动中学习。下面这个案例说明了病人最初的失望：

一位将近30岁的病人在历经1年对搬家的仔细思考之后，在一座遥远的城市找到了一份工作。她远离了原生家庭和朋友们，她发现自己在她的新家和新工作里都感到抑郁和焦虑。她向精神科医生寻求帮助，经过一段时间的评估，她开始了心理动力学心理治疗。在一周2次心理治疗的第二个月间，她开始感到更加抑郁，而且很担心精神科医生对她没有帮助。

治疗师以关怀的询问回应这种感受。病人揭示说在离开家之前的数月里，她曾向父母寻求该怎么做的建议。但是无论父母说什么，她都不满意。精神科医生想知道她离开家是否代表了努力变得更为独立和心理上有所成长，另外，这种努力可能也引发了病人对她独自生活和个人幸福的担忧。病人承认这一点。这段对话是一个很好的治疗的开始，因为随后，当病人开始担忧精神科医生没有足够投入或者没有给她足够的建议时，治疗师和病人能够一起提到那最初的对话片段，然后探索病人当前对成长的渴望，和她对成长的挑战与结果的恐惧。

■ 对移情、防御和阻抗的早期体验

在前面的例子中，涉及工作关系或"联盟"（alliance）的建立（Greenson，1965；Zetzel，1956），也引出了移情的话题。移情在心理治疗工作中处于核心地位，但是对病人来说却从来不容易理解。弗洛伊德提出一个观点，所有的人类关系都是移情关系。此处，他的意思是说所有人类对他人的体验，都是把对过往人物的视觉叠加在新个体身上。尽管如今在精神分析内部，存在着对移情本质大量的观点，但普遍认为对过去的记忆会活跃于所有关系当中。一定程度上，每一个人都潜意识地在当前的关系中演绎着过去重要关系中的某些方面。

因为心理动力学心理治疗师是节制的，不会和病人谈论个人生活的细节，治疗师创造了一种空白屏幕，病人可以在上面绘出自己设计的移情图景。在治疗早期，这点很明显。通过把这一点指出来，治疗师和病人创造了一个共同的关注焦点。病人因为这样的方法，也加深了对治疗如何工作的理解。因为治疗师的节制，病人起初会体验到失望，与这种失望反应相关的移情常常是很有特点的：

在治疗早期，一位病人注意到治疗师在她的墙上贴了一张联合国人权宣传海报。病人表达了他的担心，说这海报表明精神科医生在政治上是自由党的支持者，然而病人在政治上是保守党的支持者。经过治疗师的询问，发现病人害怕他对美国外交政策的攻击性观点会招致精神科医生的反对，精神科医生会认为病人麻木不仁甚至嗜杀成性。治疗师听到的不仅是病人所提出

的这个具体话题，而且听到了病人担心的类型：害怕因为攻击性的冲动招致非难。

治疗师对病人说，或许他担心治疗师会因为他那么有攻击性而反对他。病人回应说他的妈妈很反对他的攻击性，而且他对治疗师对他的态度也很担心。治疗师对自己说，这种反应可能还会在病人对她的反应中重演，而且随着治疗的进展，围绕这些线索的移情情感会变得显著起来。在治疗开始的互动提供了一个基础，让病人和治疗师得以共同工作，随着治疗的进行去更深地探索这些情感，同时伴随着病人对所发生历程的不断理解。

心理治疗师努力澄清病人的情感和病人试图表达的意义。在另一些时候，治疗师会以支持性的方式面质病人，病人不承认一些态度，但其实已经明显呈现。在这两种情况下，治疗师都是希望指出病人掩盖的思想和情感，以及这种掩盖、防御和排出意识的种种方法。在这个过程中，治疗师始终在阐释病人防御性的思考方式。当病人过早地想要离开治疗的时候，病人防御的极端形式得以表现。这种事件可能会非常困扰新手治疗师，他可能在第一个长程个案中投入巨大。治疗师将停止治疗的愿望当作另一个防御来对待，认为可以被仁慈地理解以及可以探索其产生的根源，这种态度可能常常令这种防御得到理解，并且可能会让病人感到宽慰从而继续进行治疗。

在开始阶段，治疗师会有机会去识别防御和阻抗的模式，治疗师必须帮助病人认识到对这些模式的觉察可以如何用于病人自我认识的提升。尤其是有些特定种类的思想和情感对于大多数病人来说很难在自己身上识别出来，并向他人去说。这些情感常常被防御性的思考方式阻隔在潜意识里，包括自我怀疑、自我憎恨、无助、对他人的愤怒以及对他人的爱慕。

一位完成了评估的中年男性与一位女性精神科医生开始了

心理治疗。从一开始，在治疗中这位男性就很难开口说话。他那50分钟的会面的特点就是有很多沉默的时段，持续时间长达10分钟。在将病人的注意力引向他的沉默后，治疗师识别出这种沉默是一个阻抗，治疗师询问病人，在这些沉默的时段里，病人是否在体验着一些关于她的想法。一开始病人因这个问题而感到尴尬。治疗师用了一种充满理解的话语来回应，并且用反复宽慰的话来宣称无论病人在想什么，都对加强他们的合作非常重要。然后他说他发现治疗师非常有魅力。他继续说因为治疗师已经提到了这种可能性，即他有一些关于她的想法，所以他能够将这些想法公开。

在这个例子中，病人的想法是关于精神科医生的，但是当然并非总是这种情况。想法可能会关于任何人或任何主题。然而无论病人是被怎样的困扰带来做治疗的，病人的想法常常会是关于治疗师的。这是真的，因为病人非常想要融入与治疗师的关系中以减轻自身的痛苦，而且也因为移情现象所致。治疗师很有必要去共情地倾听任何病人可能表达的移情想法和情感，并且与病人通力合作来深度理解这些想法和情感（Gill，1979）。

■ 在治疗中开始使用梦

治疗师也会关注病人的梦。不是所有心理治疗中的病人都会对梦进行工作，但是许多人会这么做，而且对那些能这么做的人来说，这项工作会是一个重要的工具。每一位病人都应该得到对梦进行工作的机会。正是在开始的阶段这个对自我的理解之道会介绍给病人并供其学习。在治疗早期报告的梦常常特别能够揭示病人的核心冲突。这些梦也会帮助病人了解潜意识的过程。在后面的治疗中，防御机制常常使梦变得更加难于理解。

下面的例子说明了一个发生在治疗早期的梦：

病人是一位年轻女性,最近刚离婚,她很抑郁和焦虑。在每周两次的心理动力学心理治疗中的第3周,她报告说,在前一天晚上,她上床思考着第二天的会谈。她怀着对她女性精神科医生的款款深情入睡。在她的梦里,她看到两架飞机正在天空飞行。较小的那架飞机快要没油了,而第二架较大的飞机抛出了燃油线,接入小飞机里补充燃油。但是接着就出问题了;加油的仪器不工作了。病人醒来,很担心那辆小些的飞机会坠毁。

在病人治疗的早期阶段,这个如此富有象征意义的梦没法得到深度的理解。精神科医生有许多假设:这个梦的象征代表病人的观点,认为它的治疗可能会进入一种汲养失败的境地——出现失望;梦的象征代表了病人的婚姻失败——她失败的异性恋生活;这个梦反映了受虐的愿望,需要被满足的愿望引发了愧疚所致。但是治疗师承认这些仅仅是假设而已,就可获得的资料来看,这些假设既得不到证据支持,也无法被反驳。她选择利用这个机会向病人解释,梦是一种睡觉时的思考方式,它们标示出一个人所关心的现在和过去的事情。治疗师与其向病人介绍梦的工作本身,不如选择让病人对她的潜意识过程感兴趣。她对病人说,假如当她在想治疗师的时候睡着,或许梦和一种病人说不出来的恐惧有关——害怕这个给予帮助的女人出现失误或者令她失望,而且结果是感到自己的生活岌岌可危。对此,病人表示赞同,她继续说她感到丈夫抛弃了她令她相当失望,她的离婚给她留下了严重的脆弱感。在她持续了几年的治疗过程中,这位病人很有效地把梦当作一种认识自我的来源加以使用。她产生了一种移情,在其中显示出她对那些感觉像是养育者的女性感到亲近,以及对那些感觉既善良又热情的男性感到亲近。这些基于早期生活经验的移情情感变得很明显,并且在所有这些目前的关系中,由于她相信自己诉求过多而感到愧疚。在这些关系中她一直很容易感到失望，这一点也变得很明显。她最终能够回忆起自己总是倾向于预期失望，不仅对她的婚姻如此，对她早年的生活体验也如此。当然，所有这些都是在治疗开始时的梦中演绎出来了。

■ 参考文献

Abend S: The influence of the patient's previous knowledge on the opening phase, in On Beginning an Analysis. Edited by Jacobs T, Rothstein A.Madison, CT, International Universities Press, 1990, pp57–66

Busch F: Beginning a psychoanalytic treatment: establishing an analytic frame. JAm Psychoanal Assoc 43:449–468, 1995

Freud S: Resistance and repression (1917), in The Standard Edition of the Complete Psychological Works of Sigmund Freud, Vol16. Translated and edited by Strachey J. London, Hogarth Press, 1963, pp286–302

Gill MM: The analysis of the transference. JAm Psychoanal Assoc 27:263–288, 1979

Greenson RR: The working alliance and the transference neurosis. Psychoanal Q 34:155–181, 1965

Jacobs T, Rothstein A (eds): On Beginning an Analysis. Madison, CT, International Universities Press, 1990

Lipton SD: The advantages of Freud's technique as shown in his analysis of the rat man. Int J Psychoanal 58:255–273, 1977

Ogden TH: The concept of internal object relations. Int J Psychoanal 64:227–241, 1983

Poland WS: On the analyst's neutrality. J Am Psychoanal Assoc 32:283–299, 1984

Schafer R: The atmosphere of safety: Freud's "Papers on Technique"(1911–1915), in The Analytic Attitude. New York, Basic Books, 1983,pp14–33

Stone L: Notes on the noninterpretive elements in the psychoanalytic situation and process. JAm Psychoanal Assoc 29:89–118, 1981

Zetzel ER: Current concepts of transference. Int J Psychoanal 37:369–376,1956

■补充阅读

Blum HP: The curative and creative aspects of insight. JAm Psychoanal Assoc 27 (suppl):41–69, 1979

Curtis HC: The concept of therapeutic alliance: implications for the "widening scope." JAm Psychoanal Assoc 27 (suppl):159–192, 1979

Schwaber E: Psychoanalytic listening and psychic reality. International Review of Psycho-analysis 10:379–392, 1983

第 7 章

阻抗与防御

阻抗和防御（resistance and defense）是指病人内在的对抗治疗目标的力量。当病人来寻求动力学心理治疗以及在其中工作时，他们想要缓解神经症症状，在理性层面上他们也想要与所信任和尊重的治疗师合作。然而对每一位病人而言，无论其动机有多么合理和强烈，他都会对改善心存矛盾。情感症状与潜意识冲突相关，这些冲突由创伤性记忆、相冲突的冲动以及伤痛的情感组成。引发病人症状的某些力量，也致力于阻止病人在意识层面重获这些记忆、情感和冲动。这些力量也抵抗治疗要将痛苦的情感内容带入意识的意图。治疗永远需要勇气去面对重新经历伤痛记忆和情感所带来的情绪折磨，所以病人们会不愿意去承受治疗之苦是可以理解的。

■阻抗

阻抗是一个概括性的术语，是指所有病人内在的抵抗治疗性痛苦的力量。有许多不同种类的阻抗，包括对任何改变的普遍恐惧、以持续的神经症性痛苦惩罚病人的极度严苛的良知、对童年期冲动满足的坚持而形成了情感疾病一部分。最后这种阻抗常常可以在一种情欲性移情或者充满恨意的移情中看到。病人对治疗师可能会有情欲性移情，希望获得满足而不是去理解。病人对治疗师也可能有憎恨性移情，想要去挫败治疗师而不是去解释其自身攻击性的来源。最后这两个例子是一种特殊的阻抗形式，被称为移情性阻抗，在本章后面的部分有所讨论（见"移情性阻抗"）。另一种阻抗是恐惧的结果，病人害怕体验和表达治疗可能会揭露的强烈的孩童式冲动。

见诸行动的快乐也会导致对治疗的阻抗。在成瘾行为和性欲倒错当中能看到见诸行动，通过这种方式，病人满足了相互冲突的冲动。病人不情愿去容纳和解释这些相互冲突的冲动。在一些更为严重的病人身上也能看到见诸行动，他们可能冲动任性。例如，在对治疗师的攻击性或情欲性移情之间摇摆，这些病人可能会在治疗以外寻找伴侣，以将他们的感受见诸行动，而不是在治疗时段中去讨论、解释以及掌控这些感受。见诸行动也会发生在治疗关系以内，发生在出现关于治疗师的强烈情感的时期。一位病人可能会驱车经过治疗师的家或者收集关于治疗师的个人信息。这种特别的见诸行动是移情阻抗的另一种形式。

疾病的继发获益也会导致对康复的阻抗。一些病人非常习惯他人因为他们生病而提供的方便和特殊帮助，以致他们不愿意放弃疾病带来的"额外待遇"，而获得康复势必就要放弃。进一步说，精神残疾补助给付的结果是造成经济上和情感上的依赖，这会是康复路上难以克服的障碍。

■防御

包括治疗中的病人在内的所有人都使用防御机制（mechanisms of defense）来将痛苦的感受和记忆保持在意识之外。这些防御机制是特定的、不同的思考策略或方式，头脑利用它们来回避痛苦情绪的材料。在心理治疗中，病人的防御机制是阻抗的一个重要来源。1936年，安娜·弗洛伊德在《自我与防御机制》（*The Ego and the Mechanisms of Defense*）一书中概述了这诸多防御策略的功能。从那时起，防御机制的清单不断增长，在表7-1中有详细说明。最为普通和重要的防御机制在接下来的部分都有所讨论。比较原始的防御机制——分裂、投射、投射性认同、全能感、贬低以及原始理想化——在第14章"边缘型人格障碍以及其他严重病理性格的心理治疗"中会讨论。

表7-1 防御机制	
常见防御机制	**原始防御机制**
压抑	分裂
否认	投射
反向形成	投射性认同
置换	全能
反转	贬低
抑制	原始理想化
向攻击者认同	
禁欲	
理智化	
情感隔离	
退行	
升华	

压抑

压抑是弗洛伊德所描述的第一组防御机制之一，指的是将痛苦的记忆、感受和冲动主动推出意识领域。例如，一位有性唤起障碍的癔症病人将所有和性唤起有关的感受压抑起来，可能也会压抑引发儿童早期冲突的性感受。

否认

否认与压抑相似，将病人的注意力从痛苦的想法或感受转移开，而没有让它们完全处于意识之外。病人使用否认仅仅是忽略了令人痛苦的现实，而且表现得好像它们并不存在。否认的例子包括一位被罢免和蒙羞的领导人坚持继续以受尊敬的政治家姿态示人，以及一个家庭的成员们为了回避痛苦的感受而避免谈论一位过世的亲戚。

反向形成

一定程度上，反向形成可见于所有病人身上，在强迫症病人身上表现最明显。反向形成包括夸大一种情感倾向去帮着压抑相反的情感。强迫的病人可能表现得守时、极度节俭和干净以防御拖延、浪费以及脏乱的愿望。

置换

简单讲，置换就是将一个人的情感从一个真正的对象那里转移到一个更安全的对象上。一个熟悉的例子就是被老板激怒的员工回到家虐待他的狗和喝斥家里人。在治疗情境中，病人常常置换他们体验到对治疗师的移情感受，而去向生活中的其他人表达这些感受。在病人的联想中，当说出他们对别人的爱、恨、愤怒、对立等情感时，常常是针对治疗师的感受正在被表达了。

反转

反转是把一种冲动从主动转变为被动（或者反过来）或者把对自身的一种冲动反过来指向其他人（或者反过来）。一个常见的例子就是用主动施虐的感受去掩盖不太意识得到的受虐愿望。另一个例子是用责备自己来代替表达对别人的失望。

抑制

抑制是对想法和行动的压制，以回避唤起焦虑的想法或行动。在恐惧障碍的病人身上抑制很常见，他们会回避暴露在恐惧和引发恐惧的情境中（例如高处、乘机飞行、某些动物）。一些病人身上也会有抑制，例如有些病人抑制坚定主张和性欲表达以避免焦虑。

向攻击者认同

所谓向攻击者认同这种防御机制指的是病人对其所察觉到来自于外部权威人物的攻击和威胁行为进行模仿。正在学习冲动控制的孩童模仿甚至夸张地模仿控制型的父母去严厉批判他们的同伴。病人们也可能很相似地通过采纳一种过度批评的态度，来掩盖他们对吹毛求疵的权威人物的惧怕。

禁欲

安娜·弗洛伊德将禁欲确认为一种防御机制，青少年常使用这一防御机制来控制青春期后出现的强烈性感觉带来的压力。禁欲是一种对自身快感的否认。这种否认可能涉及食物、睡眠、运动或者是性满足——所有这些否认通常都带着一股优越感和一副为了自己好的样子。

理智化

理智化就是用一种就事论事和过分偏向认知的方式来体验和谈论有冲突的主题，而不带有任何相关的情感。

情感隔离

情感隔离是和理智化相关联的，指的是压抑与一种特定想法相关的情感。理智化和情感隔离在强迫症病人身上表现尤其典型。

退行

退行是退回到性心理功能的较早期模式，以回避在之后发展阶段所体验到的冲突。为了回避俄狄浦斯期冲突而退行到口欲期或肛欲期在临床上是常有发生的。

升华

升华是一种成熟的防御机制。这是一种将原始的儿童期冲动向成熟表达水平的转变，是所期盼的健康而非冲突性的进化。

例如一位画家或者陶艺家可能升华了涂抹大便的愿望，一位摄影师会升华窥探欲，舞者和演员们可能升华了暴露癖愿望。政治行动引导了升华后的攻击性释放。升华了的同性恋和乱伦冲动部分地推动了健康的成年友谊。

■ 解释阻抗和防御机制

在心理动力学心理治疗中，治疗师希望理解导致病人情感症状的潜意识冲突。当正常的冲动与诸如对惩罚、否定以及失望的恐惧一类令人不悦的感觉联系在一起时，孩子心中就会唤起冲突。每一个人都具有与生俱来的素质，例如驱力和愿望的强度，以及忍受挫折的能力。每一个个体也有起源于与父母、家庭以及与社会结构和更大区域里的其他照顾者互动的独特个人历史。所有人都伴随着一些冲突长大，在冲动和抑制之间来回碰撞，这些冲突被各种各样的防御机制留在潜意识当中，也有可能引发神经症症状。

在心理治疗中，治疗师力求去解释病人用来掩盖旧有冲突的防御，以至于病人能在意识层面上重新体验到旧有的被禁止的冲动和记忆，以及与之相关联的恐惧、失望和痛苦情感（表7-2）。治疗师通过病人自由联想的阻断来侦查病人阻抗的出现。病人如果滔滔不绝地说着听起来琐碎的联想，似乎仅仅是在报告日常事件而没有去深入到个人和情感上的强烈而关联的体验时，这说明阻抗出现了。假如病人有情感抑制或者没有情感、沉闷的气氛、回避谈及情感上的细节、语塞或沉默，这些都证明了阻抗的存在。病人无论何时以及无论以哪种形式展现阻抗，都是因为病人在保护自己不去记起和重新体验与被禁止的冲动相关的旧有的危险及恐惧。

表7-2 解释阻抗的原则

承认阻抗的现实成分
尊重作为病人性格力量的阻抗和防御
记住在解释阻抗之前病人一定要先识别和体验阻抗
解释阻抗之后才解释阻抗的内容（病人在阻抗什么和为什么要阻抗）

许多阻抗来源于病人的性格结构。例如，一位拘谨的强迫症病人可能把谈话从痛苦的内容转向对微不足道而琐碎的细节进行费力的陈述，同时也隔离了情感。此病人正是在使用其人格结构对治疗工作进行阻抗，病人用这种人格结构到处抵抗焦虑。另一方面，有癔症型人格结构的病人可能无法针对情感上的重要事件给出任何精确的细节，既因为癔症型个体普遍使用压抑的防御机制，也因为这一类个体用仅凭印象、模糊的方式体验事件以及加工信息，这些在癔症型病人身上很普遍。

一个人在治疗中引发阻抗的那些防御，源于希望避免精神痛苦，也源于特定人格结构的适应性力量。举例来说，同样是那个隔离情感的强迫症病人，他可以对微不足道的事实细节进行滔滔不绝的陈述，可能是一个神经外科医生、航空交通管制员或者飞行员，他能够精确描述并且不带情感地处理非常紧张的境况，同时对无数重要细节始终保持清晰。以模糊和仅凭印象的方式接近事件的癔症型病人可能在表演、艺术或其他要求强烈情感活动的领域很有天赋。

性格和防御代表了对心灵和情感体验进行建构的方式，这种方式致力于将精神痛苦保持在最小限度，以及将人际以及精神内部的功能和关系与外部现实变得谐调一致起来。临床医师应该将特定人格结构的防御视为人格力量的证明，对于适应和功能运行有着核心的重要性。虽然看上去防御通过激起阻抗来对抗动力学心理治疗的揭示性工作，但仍然应当把防御当作一种关于病人信息的重要来源而加以尊重，并且慢慢来做解释，而不是贸然面质这些防御。在精神分析最早的日子里，弗洛伊德解释无意识的主题而并不理会病人施加的阻抗。然而，他很快意识到，解释那些病人的防御不断拒绝的潜意识内容并不能整合这些被屏蔽的冲突。相反，心理冲突立刻会受制于同样的防御而再次被弃置在潜意识中。

出于此因，弗洛伊德构想出在动力学心理治疗中仍旧重要的原则——即"先于解释内容而解释阻抗"或者是"解释要由表及里"。这意味着治疗师要首先指出病人的阻抗，将他们的注意力吸引到这上面来。然后治疗师探询病人在某个特定时刻的阻抗需要。之后治疗师可以继续去判断病人具体正在防御什么。

在几个不同的心理动力学流派中更加现代的理论家们重新强调需要对防御进行很谨慎和连续的解释（Gray，1994）。有条不紊地接近阻抗的方法很被看重，即永远都要去解释对阻抗的需要和病人需要去回避的心理上的危险。用这种方法，治疗师帮助病人提升其发现内部精神活动的能力。

自体心理学，一个心理动力学思考中的现代观点，背离了传统的弗洛伊德的本能驱力观点，这种传统观点认为本能驱力经由防御而变成冲突、压抑并且保持在潜意识当中。对一个自体心理学家而言，最重要的因素是病人的自体感和自己感觉到的内聚程度或对不稳定和瓦解的脆弱程度。从此观点来看，防御不被看作发现隐藏冲突的障碍。然而防御被看作是为了防止脆弱自我的虚弱或进一步耗损的关键保护机制（Ornstein，1988）。因此，当对被防御的情感进行解释时，需要对病人的安全感和聚合感保持警觉，这可以指导对防御的解释。相似的是，共情的重要性，或者从病人的体验视角去进行解释，在自体心理学中也作为分析性干预的方法而得到强调（Schwaber，1984）。

实际上，从最现代的自体心理学观点来看（不像比较经典的自我心理学中对心理动力学探索的观念那样），对移情和阻抗的分析在治疗工作中并非一个特定的目标。事实上，防御和阻抗更多被看作病人在一种特定的治疗情境里舒适度波动带来的副产品。确实，从这一观点来看，"阻抗"可能被看作病人对治疗历程的回避、厌恶或者撤离，这一过程中的步伐、深度以及治疗师在敏感度上的差错，已经超出了病人对一系列敏感主题探索的承受水平。防御是病人对特定治疗情境做出的反应，这一构念之后能够为探索病人的厌恶反应提供有用的线索，这不同于那种旧时代的治疗目标，即解释防御以暴露假定被病人隐藏了的更为重要的心理问题（Lichtenberg et al.，1996）。

■移情性阻抗

除了根植于特定病人人格结构的典型防御的阻抗以外，还有几种移情阻抗。当病人体验到对治疗师强烈的情感时，这些阻抗就出现了。这些感受很容易接管治疗的方向，把病人带离揭示和解决导致其症状的冲突这一合理治疗目标。移情性阻抗发源于强烈的正性或负性移情态度。有情欲性移情的病人可能希望与治疗师发生性关系，或者可能为了回避意识到移情中强烈的性感受而变得阻抗起来。比较自恋和依赖的病人可能非常渴望赞美、认可以及支持而非领悟。在移情性的渴望上感受到挫败时，病人可能变得暴怒和想报复，并且为了挫败治疗师而在一段时间内拒绝合作。移情性阻抗在下面的例子中有所说明：

> 一位接受了心理动力学心理治疗的学校老师很多年来都会避免体会任何与她的治疗师的亲近感。有几个星期，她对治疗师体验到了不常见的温暖感受，这之后，她心情柔和地前来见治疗师，并且很高兴地谈起她的新狗狗的各种滑稽可爱。突然，她收回这种状态并且说："现在我感觉你在远离我。这就是我过去常常在我男朋友那里感受到的，而且这也是我过去常常从我妈妈

那里感受到的距离感。"在治疗开始的数月中，在治疗时段中这样一种情感基调上的中断会导致情感上的疏远，这种疏远可能持续长达数周。如今，在几年的治疗之后，病人有了相当多的能力去对自身的阻抗进行工作了。她说："我认为我往后撤是因为你没有笑，也没有与我共享关于狗狗的快乐。我妈妈也从来不会对我的快乐感同身受，而只能共情那些悲伤的感觉。有时候她确实会笑，可是更多是嘲笑我而不是与我一起笑。妈妈可能会说，对一个聪明的姑娘来说，我应该表现得颇为沉默。"尽管有了这些重要的联结，但病人继续很有敌意和回撤，因为治疗师确实没有为狗狗的事情发笑。她处于一种移情性阻抗的状态中，既反映出对她感受中爱的冲动的挫败，更深层次的是她害怕扩展爱的感觉。治疗师问道："你昨天在这里感觉如何？"病人回答说："很好。噢，我明白了。我对你感觉到平静和温暖，而这总是令我焦虑。我在与你感觉亲近和对你有汹涌的愤怒之间摇摆。我感到我不得不非常努力地做才能把你拉入治疗并且保持投入。"治疗师问道："你曾如此努力来留住妈妈的注意力吗？"病人回答说："是的，但是我从来无法相信她的注意力，而我也从来无法留住她的注意力。"

这个对移情性阻抗进行成功解释的简短片段引发了一个重要的说明，病人终生的模式就是不断寻找那种摇摆不定且情感难求的人们。

正如这个例子所示，移情性阻抗——以及通常的阻抗——既能引发治疗中的危机，假如被成功地解释了，也会是一个机会去理解和重新加工由于过去的冲突而受限的模式。

这个例子也阐明了一个重要的主题，即如何对病人的阻抗进行工作。

治疗师必须首先让病人知道他在阻抗（Greenson，1967）。假如病人相信那些反应是合理的，就不可能帮助病人去解释阻抗。有的时候治疗师必须要等到阻抗对病人来说变得足够强烈和足够明显而便于认识。治疗师时机感的重要性在下面这两个案例中有所说明：

> 一位病人每次都要比预约的时间晚到七八分钟。他总是对他的迟到有听上去很合理的解释。治疗师把这种迟到理解为阻抗。只有在这种持续和逐渐增多的迟到发生了几个月之后，病人才接受说这种模式不仅仅是一时的选择。只有那个时候，他才能在意识层面体验到和获知，他对移情中的不断加深的感情是感到多么焦虑和希望回避。

处理任何阻抗的第一步是向病人说明他正在阻抗。必须这样做之后，才去尝试解释正在防御什么和为什么防御。

> 一位有偏执分裂特征的病人体验到一种强烈敌意的移情性阻抗并且考虑要减少或者中断她一周两次的治疗。她很理性化地说治疗师不值得信任、剥削成性、只想要病人的钱。治疗师对病人提出这是她敌对情绪的表现。后来，治疗师对病人提到这种敌对情绪表现和一些事情同时出现，即病人得到一项新工作而获得加薪，并且她最终为自己买了一所房子，所有这一切都让病人非常焦虑。病人承认她对买一所房子非常紧张。她特别害怕卖给她房子的人会欺骗她。事实上，她普遍害怕被欺骗或伤害。她尤其忧虑她一搬进新家就会有入侵者从一楼窗户闯入。她焦虑的原因在一系列梦里彰显出来，这些梦描绘了病人与妈妈之间的殊死斗争。通过这些梦，病人重新体验到妈妈对她同时表现出的妒忌、贬低和占有，就像她和治疗师在一起的体验，以及她对购买房子的恐惧。病人害怕她妈妈既怨恨她的成就，也抗拒她不

断增长的独立与自主。治疗师成功地将病人的注意力拉到她正

在阻抗这一事实上。然后，通过对梦进行工作，移情性阻抗与这

种强烈的焦虑就联系在一起了。

对阻抗进行处理时，永远重要的一点就是要尊重防御，避免和病人

去争辩，而是要在解释阻抗的潜意识动机之前先识别出阻抗的现实成分

（表7-2）。举例来说，病人常常把时间和金钱的局限说成是治疗道路上的

困难。这些问题是真实的而且确实常常呈现出的就是治疗的障碍。在开始

探索这样一种障碍的细节和程度之前，首先承认这一现实是有帮助的。在

强迫症病人的案例中，很有帮助的做法是对病人就事物细节的思考能力

一直是病人很大的优势这一点予以赞同。之后，治疗师可能会指出："然

而有时候，一个非常强壮而过分生长的肌肉也会妨碍其他的动作"。机敏、

尊重以及与病人合理的部分维持联盟关系是解决阻抗的关键。

■参考文献

Freud A: The Ego and the Mechanisms of Defense, Revised Edition. New York, International Universities Press, 1966

Gray P: The Ego and Analysis of Defense. Northvale, NJ, Jason Aronson,1994

Greenson R: The Technique and Practice of Psychoanalysis, Vol1. New York, International Universities Press, 1967

Lichtenberg JD, Lachmann FM, Fosshage JL: Ten principles of technique, in The Clinical Exchange: Techniques Derived from Self and Motivational Systems. Hillsdale, NJ, Analytic Press, 1996, pp35–70

Ornstein A: Self-object transferences and the process of working through,in The Realities of Transference: Progress in Self Psychology, Vol 6. Edited by Goldberg A. Hillsdale, NJ, Analytic Press, 1988, pp116–134

Schwaber E: Empathy: a mode of analytic listening, in Empathy, VolII. Edited by Lichtenberg J, Bornstein M, Silver D. Hillsdale, NJ, Analytic Press, 1984

■补充阅读

Nemiah JC: Foundations of Psychopathology. New York, Oxford University Press, 1961

Sandler J, Dare C, Holder A: The Patient and the Analyst: The Basis of the Psychoanalytic Process. New York, International Universities Press, 1973

Shapiro D: Neurotic Styles. New York, Basic Books, 1965

第 **8** 章

移 情

　　弗洛伊德努力去理解移情这一概念。目前，精神分析师们相信，精神分析的创立者将移情看作所有人类关系的一部分。从这一优势地位来看，移情这一概念有着惊人的重要性。根据弗洛伊德的观点，不仅仅是在精神分析和心理治疗当中，在每一个地方，人们都是通过再现他们过去关系中重要的情感面向来构建当前的人际关系（Freud，1912/1958；McLaughlin，1981）。

　　通过想象解剖学教科书中的一连串透明塑料页可以生动地推想出移情的影响。翻开教科书的第一页，读者看见身体的表面；翻过第一页，看见了肌肉，下面有着隐约可见的主血管；当读者翻到下一页，就看到了主血管和主神经；而下面的骨骼也能看见了；最后，当翻到最后一页，骨骼完整可见。移情很大程度上也是如此，因为各种各样对关系的记忆相互叠加着，而我们在表面上所观察到什么取决于表面以下的细微内容，它们存在于意识觉察之外。

　　因此，给移情下定义的另一个方法就是认为人的心智部分地由一个人对过往重要人物的记忆组合而成。这些组织起来的记忆集合被称为"客体表象"（object representations），每当一个人遇到新的客体时，他就开始形成一个新的客体表象。很显然，只有当新的客体变得对观察者重要时，这个过程就会在很大程度上继续；但是无论这一过程何时发生，观察者努力去理解新认识的人，就会在其记忆中扫描以找到标准来对新的客体进行估量和比较。很快，新旧客体表象在心理上被联结起来，以满足观察者对熟悉度的需求及其他心理需求。新来者处于接收观念、想法以及感受的一端，而这些东西则最初是指向过去的朋友、亲戚、爱人或者敌人的。

当我们去观察人们和与他们谈论现在的生活和当前的关系时，我们所看到的是他们精神生活的表象。处于表象之下的是关于过去重要关系的记忆，就像处于皮肤之下的肌肉、神经和骨骼，它们构成了有机体整个内在人际世界至关重要的组成部分——当前以及过去。然而个体却将其当前的关系看作是全部。当前关系和旧有关系的联结以及旧关系通过当下为媒介而运行的这一方式统统都保持在意识觉知之外。因此，治疗师会在治疗中将移情体验为一种压力，迫使自己以一种特定的方式对待病人，这是病人对某个童年时代的关系回忆所唤起的。

■重复过去的需要

人们在所有的关系中塑造移情。移情之所以会发生，是因为我们把过去当作一种模式来理解当前的关系，也因为人们似乎有一种心理需要，就是去重复过往以努力去掌控那些情感上非常困难或痛苦的内容。因为心理发展永远包含着困难和痛苦，所以这种"强迫性重复"（compulsion to repeat）和移情的结果在人类的体验中无处不在。在经典精神分析中，精神分析师和病人之间的关系中会发展出一种情感异常强烈的移情形式——"移情神经症"（a transference neurosis）。在这类情形下，被分析者把构成其情感障碍核心的那些重要记忆、想法、感受、冲动以及冲突附着在分析师的客体表象上。并且在和分析师的关系中，病人会刻画出这种冲突的细节。与此同时，个体将在精神分析中展现出与人们互动的其他个性模式——反映出病人人格结构的模式。当然，这一结构部分是由童年时代的冲突引发的。

这整个过程在精神分析中剧烈地发生,因为病人躺在躺椅上并且看不见相对沉默的分析师。这两种技术削减了病人对此时此地现实的感知。此外,病人自由联想,从而将潜意识的想法和感受带入意识。分析师对病人阻挡强烈的潜意识移情感受进入意识的方式进行解释,这有助于病人将潜意识内容带入意识的过程。总的来说,精神分析师支持强迫性重复的行动。在心理动力学心理治疗中,治疗师也有类似的沉默和使用类似的解释。这种做法创造了一个环境,在其中尽管移情反应没有在精神分析中的移情性神经症那么强烈,但意识层面的移情反应比在这类典型关系中相对更加强烈(表8-1)。

表8-1 影响移情发展的因素

病人对重复过去的需要
心理治疗师的节制
病人比较自由的联想
对防御的解释
移情解释

■心理动力学心理治疗中的移情

在心理动力学心理治疗中,移情的形成和理解是治疗师最重要的工具之一。它是一个媒介,以在治疗室中活化病人的困难,以及在一种有实在意义的环境中对这些困难进行深入检视。事实上,正是这一过程而非其他东西,令心理动力学心理治疗区别于其他治疗形式。

从另外一个同等重要的角度看,移情是病人记忆那些已经遗忘的内容的方式,那些内容在潜意识里而且是精神痛苦的来源。在关于精神病治疗的流行漫画中,病人以一种情感夸张的方式回想戏剧化的童年事件。在现实中,这种回想是通过点滴的努力去仔细剖析那些被长期遗忘的细小记忆的结果,有时也是在当前的移情关系中重复体验部分过去的结果。通过移情，病人理解了过去体验到的内容，以及那些体验如何在此时此地继续存在。

人们大量的心理活动是通过使用防御机制或思维方式，致力于将那些意识之外的内容保持在潜意识中。因为移情通常涉及关系中被长期遗忘的内容和有冲突的部分，病人常常想要拒绝涉入其中的感受、想法和记忆，也会在此过程中拒绝心理动力学心理治疗师以及逃离治疗。假如要运用移情来实现一种成功的治疗结果，那么必须理解这种阻抗移情的想法。

■ 移情的形式

在第6章"治疗开始"中，我们曾讨论过工作联盟或治疗联盟的形成，也一起谈到病人对挫败的反应常常构成了移情的最初征兆。随着移情进一步发展，有多少个病人就有多少种移情形式。对于每一个病人—治疗师组合，移情关系的体验都是独一无二和劳神费心的。尤其新手治疗师通常没有体验过这样强烈的情感，如来自于一些个体的爱、性渴望、强烈的不喜欢甚至是憎恨产生的挫败感、贪得无厌的苛刻要求或者宣称彻底无助，这些个体似乎不同于内科病人前来治疗为的是减轻他们的痛苦或者治疗疾病。

假如新手精神科医生还没有想过对精神科医生和其他医疗专家的角色进行对比，那么他会去想这个问题的。其他形式的治疗，不需要医生将自己作为病人最强烈情感的对象，也不会为了令一个有帮助的干预起作用而允许病人将医师体验为病人痛楚的原因（Bird，1972）。治疗师因这些强烈感受而产生的感受（反移情）也可能非常强烈（见第9章"反移情"）。心理动力学心理治疗师必须建立信心，相信移情是治疗的工具。新手治疗师常常害怕因为帮助病人形成移情而伤害到病人。事实上，治疗师在搭建一个深度探索的舞台，以了解病人的内心是如何运行的以及病人是如何能达成内心的平静的。

■ 对移情工作

在病人和心理治疗师对最初的移情性失望进行讨论，以及工作联盟（至少是最初的形式）已经建构起来之后，心理治疗师必须对病人发起的诸多互动保持敏感。尽管这些互动表面上看起来就事论事，或者是在推进治疗性的探索，但病人将会利用一切可能的互动将当前的模式变得像过去一样，以及响应强迫性重复。病人对治疗师形成和展现出移情反应。

在治疗中的这个点上，病人常常开始表达对治疗师的好奇或者抱怨治疗师在病人那可怕的问题上做得不够。在其他时候，病人可能在心理治疗中表达说精神科医生的努力缺乏收益，或者可能断言精神科医生已经完成了任务以至于治疗可以不必继续了！几乎所有的反应都有可能。

在这一点上，一定的经验法则将会有助于治疗师对移情进行工作。治疗师必须永远在想知道病人对治疗师的想法和感受是什么，以及必须禁止自己把病人的说辞看作对一个抽象体验的中立评论。为了帮助病人理解移情以及开始发展对移情进行工作的能力，精神科医生必须将病人的注意力领到他这个方面的想法上来。因此，治疗师会让病人描绘他对于治疗师的想法和感觉（Halpert，1994；Ogden，1995）（表8-2）。这将使病人和治疗师的注意力汇聚，制造更为细致的移情图像，就像下面这个例子中看到的一样：

表8-2　在心理动力学心理治疗中运用移情

让过去重现

协助回想过去的历史

协助理解在所有情境下个人的反应

一位30多岁的男士在他妻子第一次怀孕期间因焦虑持续加剧而前来治疗。6个月后，妻子接近预产期，他开始谈到妻子分娩的时候要停止治疗。他声称精神科医生已经帮助他很多了，他

现在可以与妻子相处了，并且表达了感激和赞扬。然而精神科医生看出来这位男士依旧被诸多冲突所困扰。这些冲突阻碍了他在学校、工作以及与好友和所爱之人之间的关系中实现其潜力。精神科医生也认为他已经将这种理解传递给了病人。精神科医生相信这一停止治疗的话题处于移情的背景当中，是一种阻抗——一种逃避进一步治疗的途径，进一步治疗将会揭露出这个病人潜意识中冲动和恐惧的本质。

精神科医生采取了将病人注意力指向移情的方法，邀请说："你说我给了你大量的帮助，并且表扬我。请告诉我更多在这个时候你对我的感受。你认为我是怎样的，尤其是在你知道我认为我们还有很多工作需要共同去做之后"。病人反馈说事实上那个时候他感觉非常恼怒，因为他觉得精神科医生的问题是很冒昧的。精神科医生请他详细说明，并且再次强调他有兴趣知道病人将他视为一个冒犯者的那些感觉。精神科医生冷静地提问，而病人则在回应中表达说他相信在治疗中精神科医生不是真正有兴趣帮助他，而感兴趣于追求他自己的研究兴趣。然后精神科医生很有技巧地指出，过去病人显然不情愿表达这一想法，并且精神科医生想知道病人是否在这种治疗方法当中觉察到更多的问题。这从病人那里探察出了一个对精神科医生长长的怨言清单，同时伴随着很多之前被隐藏起来的愤怒。

通过把所有这些放到桌面上来讨论，而并未感到来自治疗师的责难，病人能够继续治疗了，而接下来的两年治疗都聚焦在他与专横跋扈且自私自利的父亲之间的关系，他早期的移情反应就植根于关于父亲的记忆中。

关于这个例子最重要的就是对于移情的关注，以及对于为抵御进一步揭露而使用的阻抗方式的关注，这种关注使病人在心理治疗中继续向前。假如精神科医生没有能够忍受病人的感受，同时没能在一种非评判性的安全和中立的氛围中探索这些感受，那么这个治疗将会失败并且招致夭折。

■作为阻抗的移情

通常在心理动力学心理治疗中的病人们都顽强地极力拒绝承认和探索移情。他们声称任何一个对治疗师的感受都是完全事出有因的，并且要求不再进一步查看，或者声称这些感觉稍纵即逝且并非是什么重要的感觉而不值得探索。在任何一个个案中，为了让病人投入到对其特定情况的移情本质进行的探索中，治疗师第一步所做的就是很好地向病人描述一种移情的模式。（Brenner，1976；Gray，1973；Loewald，1960；Raphling and Chused，1988）。这种模式应该包含一种思想，即心理治疗是一个特殊的情境，是一种舞台，那些在正常事件过程中所发生着的内容被允许在这里以一种更为强烈也因此而可观察的形式显现出来。即使是在几乎留意不到的时候，病人所体验到的内容都是一种夸大，但是即使事情真是这样，移情情境还是遵循着人类心理的法则。我们所有人都将来自过去关系中的感受和想法转移到现在的关系上面。在心理感知上，这些情感都非常真实。无论是什么激发了这些感受，包括治疗师真实的行为，去检视心理治疗中的感受都是很有用的，这些感受能被用来阐明病人困境的本质。接下来举例说明这些观点：

一位知识女性，是位物理学家，在丈夫的坚持下很不情愿地来接受心理动力学心理治疗，丈夫发现她越来越冷淡疏远和缺乏情感。在开始时，她对她的女性精神科医生宣告说她并不相信精神病学，并且她坚定不移地拒绝治疗师一切共情和理解她困境的努力。心理治疗师尝试让病人投入到她对治疗师感受的思考中来，但从未成功过。病人以指责治疗师对她纠缠不休来作为回应。事实上，移情如此强烈以致几乎没有机会形成必要的治疗联盟。精神科医生历经几周的时间向病人解释了这部分之前提到的模式，甚至同时承认病人可能会将自己的坚持不懈体验为难缠的个性。最后，病人评论说她将丈夫看作一个相当坚持不懈的人——像她父亲一样仗势欺人。她从第一天开始就努力地欺凌精神科医生，将其体验为好像是一个和丈夫行为相似的对手。从此，病人开始能够运用她的移情反应作为媒介来理解自己，而治疗也有所进展。

这个例子也说明了移情中的一个重要的观点，即病人可能会把治疗师与其相反性别的关系成员联系在一起（Raphling and Chused，1988）。的确，如果一个移情被充分地认识，不变的总是精神科医生被病人在心理上与父母双方联系在一起，而且处于爱与攻击情感的接收端，就像下面这个例子中所看到的情形：

一位50岁的妇女在其成年女儿离家后出现严重的调适困难，因此来进行心理动力学心理治疗。在临近成功治疗结束的时候，她告诉治疗师她体验到对他的一种爱，就像她在进入成年期时对母亲的爱一样。她认为治疗师帮助她接受了另一个新的生命阶段带来的需求，这一阶段要求她放弃与女儿最紧密的联结。病人记得之前在她即将离家上大学的时候，她的母亲曾帮助她克服了对母亲相似的联结。精神科医生没有把这当作一个简单的爱和感激的表达，而是看作一个移情与新情感的混合物。由于他的病人在治疗过程中已经学会了对移情进行工作，他注意到因为他们的治疗接近尾声，病人对他的感受就像是对她母亲的感受。他问道是否别的关于妈妈的情感进入到头脑中，然后她揭示说她对母亲一直很生气，因为母亲让她离开家，而她对父亲也因为同样的原因而一直很生气。她回忆起对于孩子们离开她的愤怒，然后是她对精神科医生的愤怒，因为他允许他们的工作走向终结。现在病人对父母双方以及孩子们的愤怒前所未有地凸现出来，并且通过对移情的工作，这种愤怒得到了深度理解。

谙熟此道需要病人获得新的能力去认识和接纳因分离而带来的愤怒以及混杂着愤怒与爱的情感，这些情感指向她的母亲、父亲、孩子们和任何曾经允许分离发生的人，可能是男性，也可能是女性。

移情是复杂的，它跨越性别区隔，它包含最初指向多于一人且包含两性的情感体验，并且它包含强烈的正性和负性情感。进一步说，尽管移情可能被此时此地发生的事情所激发，但理应探索它究竟为何：这是一个研究一个人的过去影响现在体验的方式的机会。

■情欲性移情与攻击性移情

当移情变得强烈，正性或者爱的情感通常包括情欲的愿望，而负性或者攻击的情感则包括破坏或憎恨的愿望。这些强烈的情感让个体重新体验到在心理发育的关键期当中，作为一个孩子对父母、手足以及其他重要他人关系的感受。这些感受因为强迫性重复而被带入与治疗师的关系中，以移情的方式呈现，但是在多数案例中，假如未经注意，这些感受很大程度上是在潜意识中的。因此，这些感受经由治疗师的干预而被意识化，治疗师巧妙地寻找病人令移情模糊不清的思考机制。将这些情感带入意识范围可以让病人对心理上的痛苦和形成病人人格的最重要因素进行一次详细且情感丰富的探索。

接下来的例子对情欲性移情和攻击性移情进行了例证：

一位25岁的男士在面对即将完成学业和开始着手职业生涯时变得抑郁、焦虑以及出现了惊恐症状。他进入了心理动力学心理治疗，6个月后他发现自己稍微有点讨厌他的女性精神科医生。他在治疗中报告了一系列梦。在梦里，他和各种各样的女人在一起，而她们全是他认为没有吸引力的。然而精神科医生注意到他开始穿着考究且打扮整洁地前来治疗，而且开始报告说很多女人喜欢他以及很多女人很享受他做性伙伴。当注意到每次他来治疗着装有所改变时，有几次精神科医生想弄明白他是否在试图告诉她，他对于她会如何有吸引力。在许多次这种努力之后，病人承认他发现她很有吸引力并且想知道和她一起外出约会会是什么样子。接下来的两年里接踵而至的便是病人对精神科医生爱和性渴望的强烈表达泛滥，以及对于她拒绝与他约会的狂怒。

在进行每周两次的心理动力学心理治疗的第3年，病人认识到这些感受和一些体验相连，作为一个孩子，他曾想要妈妈全然地为他而生，而且希望父亲消失。将他带入治疗的对开始投入职业生涯的恐惧，被理解为不情愿进入成人世界去为了获得成年女性的爱而与成年男性竞争，对他而言，这些女性在潜意识中代表了母亲。他开始理解他童年时代对母亲的欲望在内心唤起了极大的焦虑。

■修通移情

病人也可能用沉浸于强烈的移情作为阻抗来回避思考将他带入治疗的困境和冲突。然而更加常见的是病人将移情当作一个机会，经过几年时间来理解和修通生命早期有基础性重要意义的体验。在许多精神障碍中，尤其是被精神分析师们在传统意义上称为神经症的那些障碍，其核心体验包含了对父母强烈的爱与恨有关的俄狄浦斯期情感。在这些案例中，移情可以在治疗室里激活，它只是隐隐约约能被识别，但却是强大的思想、情感以及行为的组织者。当在意识层面识别出那些愿望和冲动是什么时，治疗师协助病人辨识、理解以及掌控它们：它们不再是主宰一切的幼童欲望。这个过程就是"修通"（working through）所指。

然而即使当修通过程已经发生，婴儿期的冲动会再次逃回潜意识以及引发精神冲突和痛苦。因此，成功的心理动力学心理治疗的目标在于帮助病人能够在治疗走向结束以后可以投入自我探究，以便减轻随后而来的心理困难（Norman et al., 1976）。当移情已经展现并且得到仔细探索后，结束治疗的病人将最大限度地可能成功维持一种幸福感和掌控感。在探索的过程中，病人也将掌握很多自我探究的技能，它们在治疗的结束阶段进一步得到培养。

■活现与投射性认同

目前关于移情的最热门争论关乎创造移情或阻止移情当中治疗师的角色（Hoffman, 1992, 1994）。某些分析性理论家著述谈到，为了让移情展现，治疗师必须愿意做一个病人在治疗室里投注情感的接收者（Ogden, 1983）。病人将会把治疗师看成一幅漫画：病人以夸张的方式在治疗师身上看见某些东西，这些东西是病人回想起在过去某个人物身上所具有的，而当前的体验正是关于这个人的。"为移情准备"的记忆将安插在治疗师身上。治疗师必须记住其本人并非真的那样，而且尚可对自己感到足够舒服地去看治疗师与过去人物之间的相似性，并且接纳治疗的二元关系中的那个角色。有时治疗师对那个角色的接纳伴随着治疗性的二人小组出现一些行为，它们反映以及证实了病人移情的本质。在治疗关系中的这种情感和相关行为有时候被称为"移情-反移情的活现"（transference-countertransference enactments）或者"已接受的投射性认同"（accepted projective identifications）。接下来的例子说明了这种现象，以及让人们看到通过理解是什么在发生，治疗师能够了解到很多东西去帮助病人理解自身。

一位45岁左右的妇女，因为长期与女性同事关系紧张而进入心理动力学心理治疗。她作为教师受雇于一所小学，她几乎所有的上司和同事都是女性。她说她总是感觉到这些女人傲慢而专横。在她的治疗时段里，她常常沉默和被动，而且经常几分钟后，她要求精神科医生根据最近几节治疗所谈的重要议题来建议应该谈什么，以此来指导本节治疗。尽管精神科医生不太情愿这样做，但还是决定或许这样做会树立一个榜样，病人可以在她的治疗过程中对其有所认同。因此她开始顺应病人对指导的愿望。那个月内，病人开始抱怨治疗师很专横而且不能够给予她必要的自由去做更多自由联想。事实上，病人抱怨她与精神科医生的关系已经变得和她与所有女性关系一模一样了。治疗师对此进行反思并且开始意识到在她顺应病人的力劝而在治疗中提供结构的这段时间里，她本该对病人提这种指导要求的原因做更多的探究。她假设说病人已经潜意识地推动去创造了一种互动方式，在其中病人将治疗师体验为专横的，而治疗师已经潜意识地顺应了这种方式。当精神科医生对病人解释这一点并且问她除了在工作中，是否在过去有过类似的例子，被专横的女性所支配时，病人立刻回答说这是她与母亲相处的主要方式。她开始理解自己试图在所有和女性的关系中制造这种情形，包括和她的精神科医生，而精神科医生开始理解到因为缺乏自我觉察，她在治疗关系里主动参与到这种互动模式的形成当中。

■处理"没有"移情

有时候在一个与病人的关系中识别出一种移情主题可能是困难的。

移情是一种无所不在的现象，在治疗中识别出来时将会加深并且给病人提供更多的自我认识。所以，临床医师们对于"没有"移情出现的情形该如何反应呢？

一个好的起点是记住"没有移情"本身就是一种移情。在病人的情感中没有关于精神科医生的内容，这也存在一种病人人际关系生活的信息，或许是早年关系的模型。一旦治疗师将自己置入这样一种思考形式，他将开始仔细寻找移情的征兆。这种征兆常常出现在治疗师对病人的反应形式当中，尤其是那种不像是对治疗性对话表面内容而产生的反应。下面的例子有助于澄清这是如何发生的。

一位男性因为无法找到心仪的女性结婚而在40多岁的时候来寻求帮助。然而很快他就忘记了所提出的这个主诉，而治疗却月复一月地继续着。当精神科医生询问病人为何继续来接受每周两次的心理治疗，却在治疗中表达出无话可说的感觉时，他回答说："因为你是专家，而且在会诊中你告诉我我需要这种形式的治疗。"考虑到治疗师建议病人做治疗而病人就来了，但是数月没有话讲，治疗师后来注意到病人一定对她有些感受。他只是说她是专家而且欣然接受她的建议，他也很珍视自己在第一时间就被转介给她的这份好运。

治疗师开始对这种回应感到不舒服，无论何时她问病人对她或者对他们共同工作的感受时，他就会重复这种回应。最终，尽管她的病人性情平和并且反馈诚恳，她还是开始感觉受到刺激和无助。她想知道病人是否出于某种原因希望她是这样的感觉。当她以心理动力学的方式倾听时，她听到一些线索说明病人总是感觉受到年长4岁的哥哥的戏弄和刺激，最终治疗师探寻到更多有关这一关系的内容。结果发现这一关系非常重要，在童年时期的许多年里，病人感到无助而愚蠢。治疗师接下来想知道她被刺激和无助的反移情感觉是否是一种病人与她交流的方式，以此告诉她自己与哥哥的这段关系。在治疗师进行了这种内部思考之后就开始对病人询问，病人回答说他不仅认为她是对的，他也常常认为她用高人一等的语气与他说话使他感到自己很愚蠢。现在他意识到了这是一种移情。经过很多个月，工作的焦点变成对这种从哥哥转向治疗师的移情的勘查。最后，病人更好地理解了自己童年时代与哥哥的关系，以及这种关系如何深入地影响了他许多成年期的关系。

■参考文献

Bird B: Notes on transference: universal phenomenon and hardest part of analysis. JAm Psychoanal Assoc 20:267–301, 1972

Brenner C: Psychoanalytic Technique and Psychic Conflict. New York, International Universities Press, 1976

Freud S: The dynamics of transference (1912), in The Standard Edition of the Complete Psychological Works of Sigmund Freud, Vol12. Translated and edited by Strachey J. London, Hogarth Press, 1958, pp97–108

Gabbard GO: Countertransference: the emerging common ground. Int JPsychoanal 76:475–485, 1995

Gray P: Psychoanalytic technique and the ego's capacity for viewing intrapsychic activity. JAm Psychoanal Assoc 21:474–494, 1973

Halpert E: Asclepius: magic in transference to physicians. Psychoanal Q 63:733–755, 1994

Hoffman IZ: Some practical implications of a social-constructivist view of the psychoanalytic situation. Psychoanalytic Dialogue 2:287–304, 1992

Hoffman IZ: Dialectical thinking and therapeutic action in the psychoanalytic process. Psychoanal Q 63:187–218, 1994

Loewald HW: On the therapeutic action of psycho-analysis. Int J Psychoanal 41:16–33, 1960

McLaughlin JT: Transference, psychic reality, and countertransference.Psychoanal Q 50:639–664, 1981

Norman HF, Blacker KH, Oremland JD, et al: The fate of the transference neurosis after termination of a satisfactory analysis. J Am Psychoanal Assoc 24:471–498, 1976

Ogden TH: The concept of internal object relations. Int J Psychoanal 64:227–241, 1983

Ogden TH: Analysing forms of aliveness and deadness of the transference-countertransference. Int J Psychoanal 76 (pt 4):695–709, 1995

Raphling DL, Chused JF: Transference across gender lines. J Am Psychoanal Assoc 36:77–104, 1988

■补充阅读

Cooper AM: Changes in psychoanalytic ideas: transference interpretation.JAm Psychoanal Assoc 35:77–98, 1987

Freud S: Negation (1925), in The Standard Edition of the Complete Psychological Works of Sigmund Freud, Vol19. Translated and edited by Strachey J. London, Hogarth Press, 1961, pp235–239

Goldstein WN, Goldberg ST: The Transference in Psychotherapy. Northvale, NJ, Jason Aronson, 2003

Sandler J, Dare C, Holder A: The Patient and the Analyst: The Basis of the Psychoanalytic Process. New York, International Universities Press,1973

第 9 章

反 移 情

　　反移情是治疗师对病人的情感反应。在历史上，"反移情"（counter-transference）这个词的含义局限在治疗师对病人的移情上。这种移情被认为是一种对病人移情的反应。就像所有的移情一样，治疗师的反移情是其潜意识冲突的结果；然而，这些未经解决的冲突与其说是属于病人的，不如说是属于治疗师的。这种移情被认为会在对治疗的引领当中，混淆治疗师的判断。

　　反移情是多种多样的。这些反移情常常是治疗师生活事件的结果，这些所发生的事件令治疗师对病人联想中的某些特定主题比较敏感。治疗师生命的发展阶段也会影响治疗师如何去倾听病人，包括诸如亲密、成就或者晚年一类的问题。各种强烈的移情都作为刺激物在蓄势待发地等着去唤醒治疗师自身的过往元素，例如情欲性、攻击性、贬低性、理想化及其他移情。受训中的精神科医生可能会感到被培训要求、工作负荷或者轮转的开始和结束拉扯着，也会感到"所有"病人都在谈论同样的主题，这些主题正好"发生"来匹配治疗师的关注点。当治疗师所有的病人都看上去在说感到工作过度、生气或者悲伤时，治疗师可以思考一下这些情感，同时想想看是不是治疗师自己筛选出了这些主题，而它们事实上并非所有病人的核心问题。最后，在受训结束的时候，一种培训中常见的反移情问题会发生，那时治疗师和病人都在处理结束的问题。对于病人来说，是治疗结束；对于治疗师来说，既是治疗的结束，也是一个生活阶段的结束，常常伴随着搬家、失去同事和朋友，以及一种新的成就感。这种复杂的情感作用会导致病人关于结束的体验被忽略，就像下面这个例子所示：

> 伴随着一种悲伤的情绪和优异的成绩，一位年轻的治疗师正在准备结束受训并且搬往一个新的城市。他的病人正在计划开始一段新的婚姻。治疗师开始担心病人正在做一个错误的选择和冲动行事。他担心有些事情会发生并"伤害"到病人的生活。治疗师找到一位同事并和他讨论这些感受。这位同事听完后说，听起来好像病人正在做一个明智的决定，而且病人也在诉说治疗给他的帮助以及会想念治疗。那天晚上，治疗师做了一个梦，梦里是七月天却下着雪。他对这个梦进行了思考，想起了一次与父亲分离的模糊记忆。那次分离发生在十二月，当时治疗师3岁，正处于一种严重疾病的危险期。病人跃入脑海，而治疗师意识到他在对病人的看法里看见了自己对于分离和"丢下爸爸"的焦虑。治疗师从对病人的过度担忧中解脱出来，于是能够更好地倾听病人的成就感和希望，以及能够更好地体验自己的感受了。

> 在这个个案中，治疗师开始在病人身上看到属于自己的担忧和害怕，从而抵御了对于自身成绩而感受到的骄傲和满足。因为听到一个错误的重点（例如焦虑）和忽略了重要的主题（例如满足、竞争和成功），导致了他对病人的倾听变得歪曲。治疗师恰当地找到一位同事来倾听，以帮助处理反移情的感受。

"反移情"（countertransference）这一术语在近些年已经渐渐被用于描述所有在治疗情境下治疗师对病人产生的情感反应了。这些反应对于了解病人来说，既是一种阻碍，也是一种帮助——一种更好理解病人的工具。临床医师可以通过观察在自身唤起的细微情感反应，来首先注意病人的核心冲突性问题。然后临床医师可以通过自我分析探索这些情感，这些情感可能是来自潜意识的反射，也会是病人正在浮现的担忧，这些担忧可能隐藏在病人的语言、行为或幻想背后，正如下面的例子所示：

> 一位孤僻的中年教师用一种生硬而疏远的语调谈论对她同事的批评，然后再谈她治疗师的诸多缺点。"我不想和你说话，"她说，"我觉得你非常疏远和毫不专心。"治疗师的反应是因这种批评而感到疏远、厌烦、激怒以及想为自己的工作辩解。在此之后不久，病人将她的感受和她对家人情感上的疏远联系起来。她感到不被爱、不被欣赏和受到批评，这些感受尤其来自妈妈。她谈到这样的结果就是她毕生都在情感孤独中离群索居；她非常绝望，认为没有永远的爱，自己也不值得找到一段拥有爱、温暖和亲密的关系。治疗师认为病人采取了母亲吹毛求疵和情感上疏远的态度，以防御她得到珍惜和赞赏的渴望。通过看到这个，现在治疗师认识到了自己的受伤感和疏远举动，正是病人长期的受伤感和以疏远作为应对方式的翻版。

如这个治疗片段所见，反移情能够提供一个认识病人的机会。新手治疗师尤其容易被有敌意的病人对他们的贬低伤害到。在面对他们自己对能力的担忧、害怕督导的批评以及学习一种新技能的焦虑时，新手治疗师会被病人对他们经验和能力不足的指责所席卷。病人常常伤害治疗师的感情，以各种方式令他们厌烦和触怒他们。在病人对治疗师情感反应表面的真相上逗留太久，无论是积极的还是消极的情感，都可能会将注意力从移情无处不在的重要事实上转移开来。在先前的治疗片段中，治疗师感到厌烦、难以触及以及防御，但是穿过这种特有的情感迷雾的一线希望就是治疗师有能力认识到他的体验是病人终生情感状态的一种共鸣。被批评和被贬低、不被爱和不可爱，受此折磨，病人在童年时代就变得疏远，使用一种冷淡和吹毛求疵的态度去掩藏和保护自己受伤的感觉和对亲近的渴望。心理动力学心理治疗师要观察自己的情感反应及其价值，并且他将其加工为理解病人体验的可能的窗口。常见的情况是，治疗师的反应越强烈甚至越窘迫，就越可能反映出病人内心一个关键的、隐蔽的和冲突的状态。

■ 一致性反移情和互补性反移情

有两种反移情反应：一致性反移情和互补性反移情（Racker，1968）。这些反应是契合了对病人情感状态的认同，以及对病人过去他人（常常是双亲之一）的认同（表9-1）。在前述的治疗片段中，在治疗师心里唤起的受伤害和被贬低的感受，是一种一致性反移情：治疗师感受到对病人惯常情感状态的共情。假如治疗师抵制这种痛苦的、受贬低的一致性认同，或者使用一种自我防御的反应，用批判和敌意来还击，他将显示出一种互补性反移情——选择了病人过往的一位重要人物的状态。在那种情况下，临床医师就选择了批判性母亲的角色，现在这位母亲已经被病人内化为极度严苛良知的一部分。

表9-1   移情反应的类型

一致性反移情：治疗师体验和共情病人的情感状态。
互补性反移情：治疗师体验和共情病人生活中一位重要人物的情感。

在反移情中，存在着大量的情绪力量。一个互补性反移情的活现会削弱善意中立的治疗立场，在治疗中导致一种重复，而不是有助于对婴儿式冲突的重构。相反，使用反移情去塑造和传递解释，能够成为最有力的治疗工具，正如下面这个例子所展示的：

前面描述过的那位压抑而情感疏远的教师，在治疗的后来几个月，愤怒而悲伤地为她的顽固信念进行捍卫，说她永远不会结婚。她坚持说所有的男人都很专制跋扈和虐待成性。事实上，在她所有的恋情中，她都很失望和被利用。经过巨大的挣扎，她后来还是向治疗师透露了她持续一生的性幻想，其中包含被一个专横跋扈且吹毛求疵的男人虐待。治疗师后来指出了病人的自我实现预言。病人专注于一种施虐受虐的性观念，潜意识地寻找那种始乱终弃的男人，这种剧情已经重复了无数次。听到治疗师的解释，病人立刻火冒三丈，攻击治疗师说他的解释是"诽谤"。治疗师因病人残暴的攻击而感到受伤。他感到愤怒、防御，也有些模糊的内疚，觉得或许他的干预不那么婉转，也等同于一种无礼的攻击了。治疗师接纳了自己的反应，并静静地思考。后来，他说他很理解对病人来说这样直言不讳地表达她的性渴望有多么难，由于她的超级敏感，或许病人已经把治疗师体验为另一个有诱惑力的但轻蔑的男人，邀请她进入一个亲密关系然后再虐待她。病人同意这种想法，并且后来也开始赞同之前那个激怒她的解释了。

病人之所以一直抓着所有男人都虐待成性这种令人沮丧的观点不放，是因为承认是自己的幻想塑造了这一连串充满羞辱的恋情岂不是更加痛楚。治疗师自己想到他对第一个解释的建构既来自共情的建设性冲动，他想要告知病人真相和令其释放；也来自对病人的怒火，因为病人冷酷的抑郁、失败主义以及对人性顽固而灰暗的悲观主义。太久停留在对自己攻击性的愧疚上，对治疗师来说会是一个陷阱，阻塞了真正的冲突在治疗中的显现之道。治疗师既体验到互补性反移情，也体验到一致性反移情。对病人抑郁、无助和挫败体验的认同是一致性反移情的状态。治疗师被病人的愤怒、刻薄和受伤状态所激怒（和拒绝），这是对病人挑剔而轻蔑的内化父母的认同。忍受和思考这两个方面，能够带来对富含情感的移情反移情情境有益的解释。

病人总是以既微妙又明显的方式挫败治疗师。正是这种方式，让治疗师们知道，病人们是如何被生活中那些将他们带入治疗的挫败所侵扰。挫败治疗师所付出的最佳努力也是一种对治疗师表达竞争的方式，带着妒意，病人将治疗师看作更有能力和更少困扰的人。年轻的治疗师取悦督导的需要，和抵抗自身经验不足的感觉带来的焦虑或愧疚的需要，与病人挑战和挫败治疗师的需要是相冲突的。

非常病态、敌对和充满攻击的病人会破坏治疗师们的自尊，导致憎恨的反移情（Buie and Maltsberger，1974）。通常这种憎恨被治疗师感受到的厌倦和疏远所掩盖，也被一种隐蔽的愿望所掩盖，即希望病人中断治疗。当和边缘型、精神病性和有自杀倾向的病人工作时，治疗师这种隐秘的愿望事实上会加剧病人自杀的可能性，因为这个愿望包含了拒绝和抛弃的态度。

有经验的临床医师会采取一种谦逊的姿态和降低治疗的热情来预防这种特别危险的移情-反移情情境。虽然普遍认识到即使是技艺精湛的临床医师也无法完全控制治疗的成败，但治疗师仍然对病人保有关怀的态度，这非常有助于保护治疗师免受常见的移情攻击的伤害，这种移情攻击就是"如果我的治疗是一个失败，那说明你作为治疗师也是一个失败。"对于有很多成功治疗历史的资深临床医师来说，经受这种威胁治疗师自尊的压力会更容易一些。对于年轻治疗师来说，有帮助的做法是记住这种移情极其常见，并且不必接受其表面的意义。在治疗师的职业生涯中，将一再地听到这种移情，表达这些移情的病人常常最终在治疗中做得很好。

涵容和处理反移情需要治疗师有一种分裂的功能。治疗师一分为二，一半负责反应和感知，诚实地自我观察，而负责构想的另一半在致力于理解反移情感受，以形成有用的解释。对一个治疗师来说，重要的是要去注意和涵容由病人的挑衅产生的激怒反应。避免在受到这种愤怒情绪支配下所做的反应也很关键。病人常常从治疗师的语气中去捕捉他们的情感。

一个准确却以愤怒的语气表达的解释，会被体验为早期创伤的重复，而不是一个有帮助的解释。

确实，根据来自关系学派和主体间性观点较新的概念，移情和反移情是每一对治疗搭档间的独特创造。从这个角度讲，无论移情还是反移情的建构都源自于每一个参与者——病人和治疗师——的心智素材，也来自于治疗情景中参与者之间的互动。因此，从主体间性的观点看，不同于反移情，"共同移情"（cotransference）必定在可能的共情之前就有所表达（Orange，1995）。

选择关系学派视角的理论家也坚持认为分析师有"不可忽视的主体性"，指出治疗师不能也不应该把自己看成用于反射的镜子，认为治疗师的情感不可避免地被唤起以及被治疗进程所卷入，治疗师的情感对治疗来说也是不可估量的资源，我们必须"承认哪怕是理想的……技术也必然有主观性"（Renik，1993）。

有意识地努力去查看一致性反移情和互补性反移情很重要。在移情升温的时候，病人将治疗师置于反面人物的角色中，类似于病人生活中过去的反面人物，治疗师普遍会挣扎于互补性反移情当中。然后治疗师需要去搜寻一致性的情感，以将探索方向拉回到病人惯常的情感状态上。病人的这个部分常常感觉受到自己内化了的魔鬼的攻击，这些魔鬼被投射在治疗师身上。

　　一位聪明且有才华的分裂样女性轻声抱怨说，"我很讨厌每周要来两次，也讨厌为我不在城里时错过的预约付费。我想减少来这里的频率，或者找一种不同的疗法。我之前到这里来是因为我从没有过亲密关系，现在看起来我仍然没法获得。"她也以一种低沉的语调抱怨说，治疗师剥削成性、很有可能不诚实、绝对自大，因为面对病人的不满，她总是保持镇定自若。对于自己的技能和伦理被全盘攻击，治疗师感受到一股强大的愤怒如潮水一般席卷过来。然而，治疗师将自己的反应看作一种回忆的见证，见证病人在收到来自母亲的信件、电话和拜访之后所常有的感受。病人的母亲常常批评她的每一个方面：衣着、姿势、发型、外貌、朋友、公寓以及生活方式。利用这个想法，治疗师谈及病人许多过去体验到的被贬低的感受，治疗师也想知道病人是否意识得到自己有多么愤怒，因为她以这样一种间接的方式表达愤怒，使用低沉而怠慢的语气。这激起了病人的好奇心，她同意她自己常常不承认她其实有多么愤怒。在意识层面，她体验到自己是无助和受剥削的。治疗师可以使用这种干预去呈现病人在家庭中的体验，以及呈现家庭里可能是如何处理攻击性的。

在这个例子中，治疗师被投射为一个剥削成性的反面人物，在互补性反移情中体验到强烈的敌意。她能够涵容和加工这些情感，然后设法回到与病人困境认同的更为一致性的状态中（表9-2）。

表9-2　处理反移情

治疗师应该

对自己的发展和生活问题保持警觉。

不要认为病人的情感是针对自己。

不要将反移情活现（enact）。

使用反移情去协助构建解释。

使用反移情的愤怒去理解病人的敌意。

检视自己的情感反应并发现理解病人动力的线索。

与边缘型病人工作，要通过联系移情和反移情来诊断分裂的自体和客体表象。

当体验到互补性反移情之时，寻找一致性反移情。

正如刚刚提到的这个例子一样，重要的是要在试图解释和消除负性移情之前，首先去理解和消除负性反移情。在解释病人的敌意时，治疗师一定要进入病人的立场以病人的方式体验，以理解和表达是什么触发了

病人的敌意。缺乏对背景的说明，而仅仅是指出病人的攻击性就会被病人体验为一种毫无帮助的批评或攻击。

■ 治疗边缘型人格障碍病人的反移情

在某些特定的诊断群里，反移情以典型的模式浮现。边缘型人格障碍群体的病人对爱与敌对的情感整合较差，既包括对自身也包括对其生活中的重要人物。通常，在动力学心理治疗过程中，边缘型病人会表达正面和负面基调的自我形象以及生活中的他人形象。病人常常似乎是分开和按序表达正面和负面的形象，而不是表达为一整套组合复杂且感觉矛盾的形象。治疗师的反移情感受可能也是充满令人困惑的、不连贯的情感反应片段（Kernberg，1976）。导致这种反移情感受的原因是病人未经整合且形态各异的心境、自我表征以及与治疗师的关系模式，在下面这个例子中可见一斑：

> 一位边缘型病人用了许多次会面来抱怨她情感上的孤立、抑郁、性压抑和情感剥夺。作为一个僵化而严苛的宗教家庭的产物，病人吸取了严厉的道德、充满炼狱般磨难以及母亲那种严格的宗教戒律。许多次治疗中，她谈到害怕母亲的批评，之后，病人报告了一个梦，在梦中妈妈站在一张桌子上，指着鼻子骂病人，病人蜷缩在桌下。在下一次会面中，病人要求治疗师解释一下她的症状。她坚持说要在见面了这几个月后，治疗师应该对她的个案有一个完整理解了。治疗花了太长时间。她怀疑另一种形式的治疗会更好和更快。治疗师开始体验到愧疚的冲击，因为她尚不能对病人的情况提出一个解析。治疗师希望她立刻就能做到这一点，以安抚愤怒的病人！然后治疗师突然想到，她此时正处于病人惯常的位置——就像在梦里——"蜷缩在桌下"。病人活现了苛求而威吓的母亲形象。

这位边缘型病人在不同时候活现了她重要关系的不同部分。某一天，她是那个幼小、愧疚的孩子；第二天，她就是那个苛求而威慑的母亲，而把她自己小女孩的形象分派出去，连同所有的恐惧感受统统投给治疗师。按序表达出来的未经整合的移情各部分，以及相应导致的反移情各部分，后来让治疗师可以拿来在自己的头脑中进行整合，然后呈现回去给病人。与这一类病人工作，治疗师必须要做跨时间的思考，以及要从一种情感状态想到另一种，以此来处理反移情。在治疗师内心前后唤起的情感也非常不同，并且治疗师必须回想并记住这些情感以便理解病人的精神现实。将心理治疗看作发生在一对独特的病人-治疗师"主体间性领域"的理论家们指出，一种暴怒的"边缘型"移情引发防御性的反移情，常常是在治疗师-病人联结中出现了某种断裂的结果。治疗师缺乏理解、缺乏接纳、不恰当地处理原始自体客体移情需求，可能导致了病人脆弱的自我感脱轨，去探索这一过程如何发生常常很有助益（Stolorow et al., 1987）。

■ 其他反移情

当然，除了愤怒和防御的反移情，还有许多种其他的反移情反应。治疗师感受到的乏味通常也是一种反移情信号，说明病人正在处理严重冲突且需要防御的情感和冲动，常常会是暴怒。感到想要保护一个病人，会预示着病人内心有一种真正情感上的脆弱，需要谨慎和机智，但是这些情感也是潜意识移情反移情共谋的一部分，去回避病人内心本该谈及的冲突部分。将这种情感看作其个人情感的治疗师，会陷入反移情陷阱，将他带离治疗师的角色，以及带离探索病人冲突的起源和动力这一约定。

自恋的病人常常将他们的治疗师理想化到超人的地步。治疗师既需要不太难为情地承受夸张的恭维，也要避免过于耽溺这种享受。任何一个方面的失败都会阻碍治疗中的探索和面质。在新手治疗师中间，涵容和处理情欲性移情激起的情欲性反移情常常非常困难。治疗师经常会感到尴尬而无法向督导描述这种情欲感受，也不能识别出，这些情感可以怎样被当作理解病人的通道，要么是正在浮现的性的主题（常常是俄狄浦斯的主题），要么是一种被防御了的攻击主题。强烈的情欲性移情和反移情常常不能被识别为一种对治疗师的理想化，其实几乎不包含真正的性的感受。情欲性情感是在表达病人在治疗关系中的全能感、对分离和攻击性的渴望和恐惧。这些反应都需要被真诚而尊重地容忍，因为很有价值的信息正在被传递着，事关病人的冲突和早年生活，所有这些都是治疗的"黄金"，将以解释的方式得以开采。治疗师使用反移情的能力不断提升，说明治疗的技能在不断提升。

■ 治疗师需要个人分析和督导

心理动力学心理治疗除了很有价值以外，也是一项要求很高的工作，激起心理治疗师自身潜意识和意识层面的渴望、恐惧和冲突。简单地说，如果没有一个对自我深度的理解，真的不可能做好这一类工作。弗洛伊德（1937/1964）承认这一点，尤其是对他的那些追随者，不仅要求他们接受精神分析的训练，也要同时接受精神分析。他也规定要做自我分析。他建议这样做，是因为他相信病人在治疗中处理他们的潜意识的过程会引发治疗师自己的共鸣和回响，假如不识别和理解它们，会破坏治疗师有效工作的能力。如今，这些命令常常会被忽略，而且产生了不好的后果。

个人治疗或者是精神分析，能够极大地帮助治疗师识别和使用反移情能力的提升，在治疗师从事心理治疗工作的时候尤其如此。当然，有些精神科医生选择较少做心理动力学心理治疗，但是还是想要承担为数不多但数量稳定的这类治疗的病人。对这些临床工作者而言，在个人分析或者个人心理动力学心理治疗上的投入可能看上去与他们在这一领域的工作上的投入不成比例。尽管对于这种自我理解的途径没法以别的方式替代，然而另一种可考虑的方式就是督导，由一位精神分析或者心理动力学心理治疗专家定期来进行。确实，在那种情境下，精神科医生可能会认识到持续存在的反移情困境，然后同意接受个人治疗。另一方面，加上定期的督导就足够了。

■ **参考文献**

Buie D, Maltsberger JT: Countertransference hate in the treatment of suicidal patients. Arch Gen Psychiatry 30:625–633, 1974

Freud S: Analysis terminable and interminable (1937), in The Standard Edition of the Complete Psychological Works of Sigmund Freud, Vol23.Translated and edited by Strachey J. London, Hogarth Press, 1964,pp209–253

Kernberg OF: Transference and countertransference in the treatment of borderline patients, in Object-Relations Theory and Clinical Psychoanalysis. New York, Jason Aronson, 1976, pp161–184

Orange DM: Cotransference: the analyst's perspective, in Emotional Understanding: Studies in Psychoanalytic Epistemology. New York, Guilford,1995, pp52–68

Racker H: Transference and Countertransference. New York, International Universities Press, 1968

Renik O: Analytic interaction: conceptualizing technique in light of the analyst's irreducible subjectivity. Psychoanal Q 62:553–571, 1993

Stolorow RD, Brandchaft B, Atwood GE: Treatment of borderline states, inPsychoanalytic Treatment: An Intersubjective Approach. Analytic Press, Hillsdale, NJ, 1987

■ **补充阅读**

Gabbard GO, Wilkinson SM: Management of Countertransference With Borderline Patients. Washington, DC, American Psychiatric Press, 2001

Giovacchini P: Countertransference Triumphs and Catastrophes. Northvale, NJ, Jason Aronson, 1989

Goldstein W: Dynamic Psychotherapy With the Borderline Patient. Northvale, NJ, Jason Aronson, 1996

Maroda K: The Power of Counter-transference: Innovations in Analytic Technique. Northvale, NJ, Jason Aronson, 1991

Mitchell SA, Aron L (eds): Relational Psychoanalysis: The Emergence of a Tradition. Hillsdale, NJ, Analytic Press, 1999

Searles HF: Countertransference and Related Subjects. New York, International Universities Press, 1979

Tower L: Countertransference. J Am Psychoanal Assoc 4:224–255, 1956

第 10 章

梦

弗洛伊德（1900/1953）把梦的精神分析称为"通向无意识的坦途"。在心理动力学心理治疗中，梦提供给精神科医生很多机会去协助病人发展对自己心智运作方式的理解（表10-1）。梦也容许从业人员得以详细理解病人的思考、感受、防御以及阻抗的典型方式（Brenner，1985；Freud，1900/1953；Grinberg，1987；Pulver，1987）。梦提供了一扇窗口，通过这扇窗口能窥见病人潜意识的想法和记忆，它们在病人的生活经历中有着核心重要性（Palombo，1984）。梦的分析也是一个重要的媒介，能帮助病人发展出持续自我探究的技能（Gray，1992）。

表10-1 在心理治疗中使用梦的目的

澄清防御机制与阻抗

协助解释和说明移情

将病人潜意识的动力、冲突和记忆意识化

协助学习持续的自我探究

■在心理治疗中使用梦

引领病人使用梦

在治疗的早期，最初的探索引发反应，防御会有所加强，在此之前，梦可能对于发现病人的核心问题和冲突有着启示作用（Beratis，1984）。在开始阶段，对梦的解释应该聚焦在做梦者体验的表层——显性内容，例如在实际的梦幻中揭示的内容（表10-2）。事实上，在整个治疗开始阶段以及之后，心理动力学心理治疗师强调病人近期的体验胜过过去的体验；对于梦也是如此。治疗师更多聚焦于梦的白日残留，这是病人近期生活的部分，它们成为建构梦的素材的来源。

表10-2   在心理治疗中使用梦的技术

治疗早期

　　聚焦于白日残留和显性内容

　　识别和说明梦里的防御机制和阻抗

　　聚焦于梦里的移情显现

治疗后期

　　使用梦来表示潜意识的愿望、恐惧和冲突

这种聚焦为病人创建了一个事实，梦和醒着的现实生活体验是相互连接的。病人学习到梦是可以被检视和理解的。这种初步的理解反过来帮助病人准备好理解梦更为深层和更加潜意识的含义，它们反映了童年时期的愿望和恐惧。因为病人能够发掘这些层次的含义了，通过这种方式，病人就可以慢慢揭示、查看、理解以及熟知那些秘密而潜藏的困扰病人的烦恼，它们在梦中得以表达（Palombo，1984）。照此，对病人来说梦也变成了一种心理功能模型，从而"与之游戏"和获得理解。

　　一位受训中的年轻单身女医生，在她开始硕士培训的第一年之前一直享受着成功和快乐。当她被要求照顾病情严重的病人时，开始体验到持续升高的焦虑感。尽管拥有杰出的学业成绩和有据可查的知识储备，但她感觉自己无法胜任这项任务，并且感到自己掌握的知识太少以致无法让她的工作成功。因为这些原因，她在6个月前开始了一周两次的心理治疗。

一天，她被指派照顾一个有致命性传染病的病人，尽管付出了巨大的努力，但他还是死了。这一病例的主治医生和其他与这位受训医生共事的更有经验的病房医生一再对她保证说她的努力方向是正确的。但是，正如对她而言很常见的那样，她感到她对病人的救治失败了。那个筋疲力尽的夜晚，她睡得很沉并且梦见她独自一人在一个陌生的地方，一个她不认识任何人的城市而且毫无熟悉之处。她感到手足无措。然后一种羞耻感向她席卷而来，因为她觉得她应该能够为自己辨别方向而且找到道路。她想她可以找到一个书店然后买一本旅行指南。她想出在那之后她能够决定如何前进。接下来她在梦里就感觉好些了。

第二天，她在心理治疗开始的时候描述了她对于病人救治失败的感受。很快她就记起了这个梦，然后如上一段所述地报告给治疗师。她的精神科医生敏锐地意识到过去病人在治疗过程中几乎不对梦进行工作，然后询问病人她对梦的想法。受训医生说这让他回想起前一天她对病人之死所产生的反应。精神科医生问她感受如何，她说当这样一个病重的人来到她的病房时，她感到不知所措，而且说她对自己这种感受感到羞耻。精神科医生评论说看起来她做了梦以回应这些感受。他也说明梦似乎以一种特别的方式解决这些恼人的感受：她试图通过阅读来寻找出路。她回应说学习和阅读为她的整个生活带来了好处，因为她一直是一个用功专注的学生，所以成为一名医生。治疗继续讨论了她在医学院的经历，她很享受那段时光。

在治疗中期使用梦

6个月后，刚才讨论个案中的受训医生在面对需要照顾一个严重疾患的病人时，反应是有一个相似的困惑和羞耻的体验，她报告说又做了一个完全相同的梦。这一次，精神科医生对病人有了一个更好的理解。他知道病人对于主动（别人能明显看出来）使用其技能感到冲突，当这些技能会让自己引起注意的时候尤其如此。她更偏爱的方式是退隐并且思考。所以这一次，当他们讨论梦的时候，精神科医生提出，她作为梦的制造者——可以说是剧本作者——把自己描绘成迷失而困惑的人，在可能会有其他选择的时候却要去寻找一个书店。他想知道把自己投放到这样一个角色中能给她带来什么好处。通过这一次交流，病人对自己的防御机制和阻抗有了一些认识。她反馈说她不喜欢把自己想得主动、能干，这些似乎都太引人注目而让她成为关注的中心。她性格中的防御机制——在她人格中居于中心的安静、善于思考以及被动——的本质经由梦而清晰地折射出来了。所以经过总结和阐释，梦可以被用来当作通向治疗焦点的捷径。事实上，接下来的几个月中，她的治疗焦点都持续在梦上面。

在治疗后期使用梦

在刚才讨论到的心理治疗开展1年以后，大量的时间投入于对这位受训医生回避成为关注重心的偏好上，这种偏好尤其是发生在她与男性同行共事时。这一偏好也在她对男性精神科医生的移情中变得清晰起来。在社交生活中，即使她常常约会，但还是倾向于害羞和退避。然而她总是对自己与男性朋友相处的这种方式感到不满意，因为她觉得自己不能够有滋有味和热情洋溢地去享受这些相处时光。

这一次，当她和一位病人之间有了类似的体验并且报告了同样的梦时，治疗师选择询问她对梦的联想。事实上在他们共同工作的第2年，他已经对她所报告的大多数梦进行了这样的工作，而这一次他对现在这个重复的梦做了同样的事情。他问她对梦的每一个方面有些什么想法——例如，当她描绘这个陌生的城市或火车站的时候脑海里出现了什么，对于所想象的书店，内心看到和想到些什么。正是这样做之后，关于病人过去生活的新信息出现了，她认为新信息对于理解她是谁以及她如何变成这样是很重要的。当问到火车站的时候，她将梦中的这一元素联想到自7岁起的每个夏天都要去火车站，坐车到乡村去参加夏令营。她记得在那些日子里，她的妈妈总是泪眼婆娑。她补充说她已经好多年没有想这个了。

在这一被发现的记忆激发下，她以一种过去从未有过的方式说出她和母亲的关系。她的母亲自己就是一个很腼腆退缩的人，她曾鼓励病人努力学习去成为一名学者。但是当病人开始长成一个主动而富于进取心的少年时，母亲发现很难再去鼓励她。她的母亲从不期望她赢得大学奖学金和离家。尽管母亲言不由衷地表达过她的许可，但她对于失去孩子的悲伤已经显露无遗。病人回忆说发现这一点极其困难。事实上，为了回应母亲想要她保持紧密的隐蔽信息，病人感到整个童年时代都被与母亲分离的冲突所笼罩。病人后来注意到，在重复的梦里，她作为造梦者，选择了不去创造一个男性人物，一个帅气的陌生人，她可能可以大胆而热情地靠近他请求指路，并且她可能可以在此之后与他共度一日。她也提到相同的害羞永远抑制她与男性精神科医生自由交谈。

通过对她的梦进行工作，这个病人已经学会开发她的能力去想象和做更多的自由联想。她获得了一种感知，感觉到她真正想要的东西和有些什么愿望正在力争进入意识层面。接下来的几年中，病人开始领会到她在临床情境中的困惑感和羞耻感起源于对母亲的感觉，正如她对成为主动、进取以及最终对男性（包括她的男性精神科医生）具有吸引力的人有内心冲突一样。

在这个案例中，重复出现的梦境说明了早期梦的材料包含着通向一个人人格核心动力的线索，以及心理动力学心理治疗如何使用梦的材料来推进治疗。对梦的显性内容和白日残留的使用，随之而来的理解移情和防御机制的机会，以及最终去探索潜意识愿望、恐惧和冲突的机会，这些都随着心理治疗的深入而一一展现（表10-2）。当然，在这个案例中，对梦进行的工作充当了这个病人心理治疗的组织者。在她的治疗中，梦是一个让新的想法生成的地方，也是从这里，新的视角浮现出来以运用于其他方面。就像任何一个例子一样，选择这个例子是因为它异常地清晰。在大部分案例中，梦以一种更为随机的方式发生，对这些梦的工作也不是那么系统化，并且结果形成的理解也没有那么激动人心。然而，目前这个例子的确有助于表明，在心理动力学心理治疗中通过使用梦可以获得对病人的理解。

■作为潜意识冲突指征的梦

初始防御启动后，梦会变得比较晦涩模糊，而梦也可能因防御和阻抗得到理解和摈弃而变得更加清晰，这就是心理动力学心理治疗中梦的另一个特点。一旦这些发生，病人核心的潜意识愿望和冲突在意识中浮现时，治疗师能够把梦当作引导标志来阐明这些愿望和冲突，如同下面这个例子：

　　一位病人30多岁时已经做了3年心理动力学心理治疗。他已经意识到他与男性权威人物竞争的需要反映了他在争夺母亲注意力方面与父亲竞争的感觉。伴随着约会的增多，他开始理解到这一点，由于他最初的主诉包含着对社交抑制的总体感受，尤其是与女性在一起时的害羞感，于是这个理解尤为重要。一天晚上，就在他与一个他特别喜欢的女性经历了伴有性交的约会之后，他梦见他即将与他的男性治疗师一起去参加一个化装舞会，而且他们都穿着苏格兰短裙，看上去像是强健的苏格兰人。

　　治疗师询问他对梦里这两个如此形象的人物各有何联想。病人回应说，这梦并不令他吃惊，至少部分不会，因为他的精神科医生是个苏格兰人！然后，他思索着梦的影像，同时说着他将治疗师看作是一个很有力量的人，是非常标准的硬汉，而且也说他注意到有时候在自己的白日梦中他多么希望自己像治疗师一样。他联想到他常常用同样的方式来想父亲。然后病人注意到自己是不同的。尽管当一个男人穿上苏格兰短裙可能就显得很有男子气概，但是至少在他想到自己穿上时，苏格兰短裙便是他颇为女性化的标志。接着他谈到每当想起自己和父亲的时候，他总是会把最初注意到的相同点转换到不同点上，因为他认为自己是孱弱的，而父亲是强壮的。他观察到他会将自己想成一个不够强壮的男人，这是他回避异性社交环境的常见方式，尤其是在他感到自己强壮、有力并且有性吸引力的时候更是如此。他说因为对妈妈的感情而心怀内疚，也需要回避可能会与女人发生性交的环境，这两者之间或许是有联系的。

　　在这个个案中，一个梦开启了潜意识冲突的新层次。病人使用对梦的理解，既发现了当前的冲突，也发现了过去的行为模式。对病人的梦的澄清，伴随着清晰的性意义，表明了在治疗中那个时候防御的运行是低水平的，因此，通常被很好防御了的潜意识材料才可以获得。当材料非常丰富的时候，治疗师要小心不要走得太深。讨论的深度应该要与治疗在所有环节中所处的位置相匹配，而不仅仅与一个梦的发生相配合。同样，一个清晰的梦不应该被回避，因为这是病人在表明准备好进入一个新话题的方式。

■作为移情指征的梦

在心理动力学心理治疗中的任何观点上看，梦在阐明移情的本质方面都非常重要。无论移情的特征是感觉到爱还是恨、倾慕还是愤怒、无聊还是兴奋、是性渴望还是逃离的愿望、精神上是合作还是反对，对梦的关注和解析都能将移情带入视野（Stimmel，1995）。接下来呈现两个例子来说明在心理动力学心理治疗过程中处理梦的临床技术。为了了解在治疗开始阶段对梦的特别处理方法，读者应该参考在第6章中关于梦的讨论部分，以及本章前面"引领病人使用梦"的部分。

个案1　在治疗的第1年期间，一位中年妇女常常抱怨说她的心理治疗没有帮助她。她报告了一个梦，在梦里她是一个学校的学生。下午，她和同学去校园运动场玩耍，他们正在玩的时候，天空突然变暗了。她看到她的老师在远处向和她一起玩的同学们招手，但是病人看不出来老师试图向他们传达什么。

在引导病人谈出白日残留之后，精神科医生请病人描述当她想到梦里的每一个场景时进入脑海的内容。病人提到在梦里，她无法理解老师在试图传达什么，而且补充说她对精神科医生在努力传达的内容有相同的感受，尽管她很不情愿这么说。紧随而来的是一个关于精神科医生和病人之间关系的讨论，集中在病人的感受上，她感到治疗师既不能理解她，也无法与她交谈。这引发了治疗师用新的努力来理解病人对于不被理解的担心，之后治疗向前推进。

　　个案2　一位抑郁、焦虑的病人在40多岁的时候梦见被一群士兵追赶，他们用刺刀猛刺他。他躲藏在桌子下面，几小时之后，他出来逃跑了。精神科医生询问病人，当他想到梦里的每一个场景或成分的时候脑海里出现了什么。病人想到桌子而且提到这桌子和精神科医生椅子旁边的桌子很相似。当他想到那些士兵和他们的刺刀，他联想到精神科医生，他提到医生常常用一个工具来清理他的烟斗，在治疗当中他用这个烟斗抽烟。精神科医生问病人是否感觉到他仿佛正在遭受尖锐的评论，他不得不在治疗时段从这些评论中逃离，他们接下来的讨论证实了这种感觉。后来病人回忆起过往历史中对父母的体验，这是移情感受的主要成分。在后面的几周当中，当病人感到受伤的时候，能开始更加开放地告诉他的治疗师。在此之后，他们能够理解到这些时刻对病人的重要性，也能够识别出当病人对治疗师有那种感觉的时候是什么样的过往记忆正在活跃。

　　这些案例涉及的病人们知道了梦的含义，并且学会怎样去使用梦来加深对他们体验世界的理解。当病人发展出这种能力，能够将梦的成分用作相关自由联想的起点时，很多内容就可以被了解了，尤其是关于移情的内容。这种认识能够极大地提高病人对其个人内在冲突的理解。

■作为起因信息或适应类型指征的梦

　　如今，人们发现了非常多的心理治疗中的假性记忆。擅长心理动力学心理治疗的精神科医生有时候确实能沿着病人梦的线索找到被遗忘的经历，从发展的角度看，这些经历作为人格结构组织者非常重要。这些线索必须一直加以核实，因为在心理治疗中（尤其是在梦中）的回忆不确保这些记忆是真实的而不是后来的重构物、筛选过的记忆或者希望得到的事件。同样，梦可能能提供关于病人如何发展出一种适应风格和为何一个人会这样做的线索。

一位50多岁的终身教授由于对自己的学术产出率不满意而在接受每周2次的心理动力学心理治疗。他开始夜复一夜地梦见阅读。他有时候梦见自己在家里的书桌前阅读；有时候他再次成为研究生在致力于论文工作；而有时候他是一个处于小学前期的孩子，并且正在享受阅读儿童经典读物时的强烈兴奋。他继续做梦。他对梦的联想转变了，并且总是以不愉快告终，而他无法领会个中缘由。当精神科医生询问他对于不愉快的联想时，病人提到他热爱阅读和学习，从幼年开始，他在这方面的能力已经超出同辈们了。他渴望去一所特别的高中，在那里可以和一些很有天赋的学生在一起，并且在记忆中，他的确表现优秀。在他进入一所很棒的大学之前，他成为一个坚定的学者，而且很高兴待在一个可以把他训练成教授而且遇见其他同类人的地方。

在那个时候，他惆怅地回忆起他妹妹来到同一所大学时的感觉。她是一位漂亮的年轻姑娘，非常善于交际，但不那么专注于学习。她嘲笑他是个书虫，但总是很慈爱，他回想起爱她的感觉。然后，在对他妹妹的讨论中他突然开始哭。他回忆起她死于25年前的一次事故，以及他的反应是更加热情地投入学习而且隐居起来。他的精神科医生注意到这一切并且认为他正在听到重要的材料但是无法把它们形成一个整体。接下来病人想知道为什么他想到妹妹，因为尽管他爱她，他还是相信他已经把她给忘了，他在过去的10年中没有太多谈到或者想起她的死。他联想到他自己的母亲，她曾经鼓舞人心和充满爱意，然而对于他早先投入学术生活的志愿持保留态度。那时，她会说："生活胜于阅读……与人在一起……书将永远在那里，人可不是"。当他回忆起这些时就开始哭泣，再次注意到多年来他不曾想过母亲的训诫。接下来的几节治疗，他带来了所保留的母亲的来信和一本日记，这些确证了他对经常讨论的这一主题的回忆。

这位病人是一位敏感的男人，既拥有对学习的热情，也拥有对生活的热情。但是，终其一生在不得不做抉择的时候，他会选择智力活动，这让他在教育和专业方面不断前进。看上去对他来说这是一个更安全的航行旅程，这个过程更多处于他的掌控中。他妹妹的意外死亡已经为他呈现了这一观点的证明。

接下来，病人问自己为何在这个时候变得低产，为什么他要寻求治疗，为什么他做了那么多关于阅读的梦以及伴随着不快乐的感觉。然后他意识到他的两个孩子即将离家去上大学。他的孩子们都很棒，而他也因他们而骄傲。他们是爱意浓浓的家庭的一部分，这个家庭包括他们的妈妈——病人的妻子。然而在这图景的下面，一些怀疑的感觉存在于这位教授的脑海中：他想知道他们是否全都只花很少的时间来享受彼此陪伴，即他们是否花太多的时间来阅读和学习。在这一点上，治疗师和病人自己都有了很好的理解。他们在一起能够去思考他在优先选择方面的冲突，并且他们理解了他所发展出来的症状：对其学术产出的不满意。这个心理动力学探索的结果并不夸张，但是意义深远。教授对他的工作和家庭都感觉好起来了。当他处于冲突当中时，他能够在意识层面识别出在他内心正发生着什么，并且可以有自我意识地决定他最渴望和最享受的是什么，是和一本书在一起还是和家人在一起。

对他的梦的思考已经成为这个治疗性干预成功的焦点。

■ 作为防御的梦

有些病人用梦来当作防御和阻抗 (Greenson，1967)，作为一种控制治疗的方法，以便他们能够回避和治疗师关系中令人难受的不确定性。尤其是通过聚焦在对梦的回忆和报告上，他们得以回避捉摸不定的移情感受，将自由联想控制在最低限度，否认和治疗师关系中的情感，以及忽视治疗在他们生活中至关重要的地位。尽管这种方法有许多种模式产生，但其中最彻底的表现形式就是病人总是在一小时会谈开始的时候有一个梦要谈，这种梦非常之细致以致病人对其显性内容的详细叙述几乎占据了可用的每一分钟。在这些例子中，对治疗师来说重要的是去处理这个问题，正如下面这个例子中清晰呈现的一样：

一位55岁左右的男性很多年来阅读了大量心理动力学的理论。他是一个智商较高的人，在一个学术岗位上工作，并且在他妻子申请离婚之后不久出现在心理治疗中时，精神科医生为这个口头表达能力很强的人选择与他工作而感到高兴。在评估期间，病人聚焦在他对妻子的行动所产生的震惊和悲伤上面，而没有带来任何关于梦的材料。然而，一旦治疗开始，他在每次治疗开始的时候翻开一个非常详细的记录着梦的笔记本。事实上，他对梦的叙述几乎占据了整个治疗时段。治疗师很快意识到他听不到任何关于病人日常生活的材料，或者是关于失去婚姻随之而来的任何感受，并且治疗师也意识到梦的主题和隐含内容没有被探索。他对病人指出这一点，病人首先大吃一惊，但是经过思考后，病人能够看出，他仰赖于对精神分析和梦的阅读而带来的想法，却正在以此回避和治疗师讨论在生命的关键时期他处境的严重性和他寻求帮助的希望。以此为据，在他的治疗中梦不再处于中心地位。当他报告梦时，会以一种自发的方式从记忆中流出，而不是来自他那本关于梦的笔记本。在这样的时候，他能够使用梦去进入没有完全被意识到的想法和感受。

■结束阶段的梦

在心理动力学心理治疗的结尾，有时候会观察到另一种梦的现象：结束阶段的梦。这样的梦常常会在治疗师或病人心里，或双方心里唤醒一个觉察，就是结束可以排上日程了。在一个治疗阶段的梦中，病人体验到其问题正在逐渐减轻、可控，甚或是正在消失。病人体验到移情正在得到解决，并且而后可以和精神科医生形成一种成熟且不受束缚的关系（Cavenar and Nash，1976）。

接下来的内容包含一个结束阶段的梦的例子：

> 一位35岁的女性处于心理动力学心理治疗的第3年。她因焦虑和心境恶劣的症状而开始治疗。病人报告了一个梦："我和你在一起，我们在吃饭。我说我没感觉到焦虑和悲伤。我们刚刚结束了对我过去问题的讨论，就是我对自己缺乏自信的问题。在梦里，我记得我感到自己非常能干，而且当账单送来的时候，我坚持付账。然后我们就走到外面，我就开车离开了。"

对于读者来说，将这个梦的元素关联到病人提出结束治疗并不奇怪。在一个月以内，他们设定了结束的日期。

■忠告

一些最终的忠告：一些病人特别不擅长对梦进行工作。假如没有被教会如何以及为何对梦进行工作，则没有病人能够做到，也没有病人能够对每一个梦进行有效工作。本章所谈到的这些例子很明显是因为它们的清晰度而被选取的，但是假如只有很小比例的梦的素材证明对揭示病人意识以外内容的过程有用，心理治疗师也不必气馁。然而，在心理治疗中尝试这种将潜意识内容意识化的路径是必须的，因为对于一些病人来说，这是非常有用的方法，而对大多数病人而言，这至少在某些时候是有用的。通过对梦进行工作，病人能发现梦是另一种形式的思考，是通常在对一个冲突部分进行工作时得以回忆的联想的一部分。对于治疗师而言，没有比在理解自身潜意识的背景下学习理解自己的梦更好的方式去学习如何对梦进行工作的了。

■参考文献

Beratis S: The first analytic dream: mirror of the patient's neurotic conflicts and subsequent analytic process. Int J Psychoanal 65:461–469, 1984

Brenner C: Psychoanalytic Technique and Psychic Conflict. New York, International Universities Press, 1985

Cavenar JE Jr, Nash JL: The dream as a signal for termination. J Am Psychoanal Assoc 24:425–436, 1976

Freud S: The interpretation of dreams (1900), in The Standard Edition of the Complete Psychological Works of Sigmund Freud, Vols 4 and 5. Translated and edited by Strachey J. London, Hogarth Press, 1953

Gray P: Memory as resistance and the telling of a dream. J Am Psychoanal Assoc 40:307–326, 1992

Greenson RR: The Technique and Practice of Psychoanalysis. New York, International Universities Press, 1967

Grinberg L: Dreams and acting out. Psychoanal Q 56:155–176, 1987

Palombo SR: Deconstructing the manifest dream. J Am Psychoanal Assoc 32:405–420, 1984

Pulver SE: The manifest dream in psychoanalysis: a clarification. J Am Psychoanal Assoc 35:99–118, 1987

Stimmel B: The written dream: action, resistance, and revelation. Psychoanal Q 64:658–671, 1995

■补充阅读

Dowling S: Dreams and dreaming in relation to trauma in childhood. Int J Psychoanal 63:157–166, 1982

Palombo SR: Dreaming and Memory. New York, Basic Books, 1978

Reiser MF: Memory in Mind and Brain: What Dream Imagery Reveals.New Haven, CT, Yale University Press, 1994

Sharpe EF: Dream Analysis. London, Hogarth Press, 1961

第 11 章

治 疗 结 束

心理动力学心理治疗常常是不设固定期限的治疗方法。精神科医生对病人解释说，只要病人需要去发现和解决潜意识的核心冲突，以及病人需要去理解其心智的运行，那治疗就将进行下去。治疗可能持续若干年。随着病人和治疗师之间关系的加深，越来越多的内容得以理解。变化是循序渐进的，而变化的增长常常是不易感知的。

然而，会有某个时候，病人和精神科医生一致认为是时候结束治疗了。在这一关键时刻，病人人格中令人烦恼的区域似乎将与病人自我感的核心相分离（Alexander，1941）。过去病人所呈现困难的核心问题现在已经被体验为异己之物。病人已经学会以一种富于情感的方式来使用理解力和觉察力，以服务于自我觉察（Alexander，1941）。

■ 识别结束阶段的到来

治疗师和病人必须意识到的一点是治疗目标与病人的生活目标相关，但是不相同（Ticho，1972）。治疗的目标永远在一定程度上依赖于生活的需要和可能性——在既定生活时段和既定环境中可能的目标。结束并不意味着病人已经意识到了自己所有的愿望和渴望。当然，病人进入成功治疗的结束阶段，将会体验到心理痛苦的重大缓解，而对病人和治疗师来说，这一缓解都会是治疗结束的依据。另外，病人内在的冲突，以及所呈报的症状,都将被解决,并且病人行为的永久改变也合理地应运而生。

失望是不可避免的。有些人将因为年龄或者生活环境的原因已经失去了教育、婚姻或者职业的机会,而有些人即使内在冲突得以解决,也将不能去追寻他们在一个别的生活时期本可能渴望的东西。然而这些人将发展出心理上的工具去理解和解决冲突,他们会理解生活如何将他们引向这一境地,并且哀悼那些既已失去的愿望和渴望。

在治疗的中期阶段接近尾声时,治疗师会注意到病人能够深入地理解他的移情以及在各种情景中识别移情(表11-1)。病人展现了对自己心智运作的详细理解,并且开始将自我探询(self-inquiry)当作一种解决问题的工具来使用。尽管没有必要穷尽所有部分,但病人在大多数这样的部分常常会有所收获。治疗师会观察到这些收获并且分享给病人,而这一部分会让病人不断增长对新的力量和冲突解决方法的觉察。

表11-1　判断心理动力学治疗结束的标准

病人

　　体验到症状缓解
　　体验到症状异己
　　理解了自身性格特征的防御机制
　　能够理解和识别自身性格特征的移情反应
　　致力于持续使用自我探询作为解决内在冲突的方法

在此期间,病人和治疗师要一起注意到没有新的素材出现以及没有任何新的阻抗出现,并且病人日复一日富有成效地使用他已经学到的东西。理想地来看,病人会将结束作为一个议题提出来。假如结束的议题已经非常清晰地显露出来而病人避免提及任何结束的可能性,治疗师必须将这种状况当作一种对结束意义的防御来着手处理。很常见的是一旦病人已经将结束作为一种可能性提出来了,在病人踏入这条新的河流时,治疗师会想要倾听一段时间。治疗师要去倾听这个主题所引出的新问题和

冲突，并且去判定这是一种阻抗，还是治疗真的收获颇丰而有充分的理由结束了。最终，治疗师需要向病人告知他也大致上有了结束的想法："是的，似乎我们正在接近那个时刻。"这将激发一系列对治疗的新想法和感受，并且示意治疗结束的开始。治疗结束的日期由双方共同商定。当治疗已经进行了几年，那结束可能需要几个月，有时候是6个月。

■ 结束阶段的任务

在结束阶段，病人和治疗师有4个主要的任务。这些任务会在这里讨论并且呈现在表11-2当中。

回顾治疗

病人回顾治疗，重新思考他的过往史和冲突，并且用已经学习到的视角来看待。结束工作的这个方面涉及努力使用自我意识（self-conscious）、与治疗师一起反思是什么把病人带入治疗，以及在治疗过程中了解到了哪些病人的人格和发展经历。这一过程帮助病人带着成就感完成治疗，并且这一过程常常是对病人和治疗师共同工作的富于情感意义的回顾。在这一过程中，病人常常体验到骄傲、力量以及对治疗师的感激之情。这个回顾也有助于病人未来的自我探询，刷新病人对自身认识的"目录"。

体验失去心理治疗和治疗师

在结束治疗阶段，病人体验到一种人类生活中必不可少但也很痛楚的方面：分离——失去与一个人的关系，此人很有帮助，并且常常感到他很善良且善解人意。通过对移情人物所唤起的情感进行识别，丧失的体验成了一个成长的机会。治疗师也常常感受到重大的丧失——失去一位已在工作中成为同事的病人以及失去职业生活中一个成功的部分。在这个时候治疗师对反移情感受的仔细关注是很重要的。治疗师可能因为回避了病人以任何形式出现的丧失体验而犯错,或者因为将丧失的感受看作完全真实的而犯错。在任何个案中,移情成分都可能在治疗师和病人处于自我关注的情形下被不小心忽视了。

表11-2　结束治疗的工作

病人
　　回顾治疗
　　体验和掌控分离及丧失
　　重新体验和再次掌控移情
　　开始自我探询
病人和治疗师
　　识别失望、局限性以及治疗不成功的方面
　　讨论未来心理治疗的可能性
　　讨论未来的计划

移情的重新体验与再度掌控

在治疗结束的背景下,病人症状的复发、旧有的移情模式和与治疗师互动的方式的再度出现都是非常常见的 (Gillman, 1982)。如果这些变化发生,治疗师不应该惊讶或过于沮丧。这些情况可能是一个机会让病人去练习新获得的技术和知识。另外,分离的体验会唤起新的而且有时是非常重要的最后一些移情元素,这些元素与丧失有关,也与唤回希望有关,希望与童年时期的移情人物魔法般地重聚。

提升自我探寻的技巧作为解决问题的方法

病人现在开始接手了治疗师的功能。在最好的情况下,这成为一种终生的自我探寻过程。病人越来越多地练习较大程度的自我探寻,来解决现在被很好认识和理解的内心冲突。这个过程需要治疗师仔细地指引和协助病人,鼓励这些独立自主的努力,不对其进行干扰,而是解释针对这种努力的移情阻抗。

无一例外，无论病人如何能干和聪明，移情感受都会混乱了病人实施其治疗的能力。病人已经将治疗师看作父母角色一类的权威人物，并且向他们寻求智慧和帮助。因此，精神科医生可以通过指出这种移情感受的残余来提供不可估量的帮助，他们也会指出病人们以这种方式阻隔自身已经提升的独立思考能力。正如下面这个个案所展示的一样：

> 一位聪明的35岁的专业人士因保持亲密关系困难而前来寻求治疗。3年的治疗之后，病人在职业上的功能好了很多而且订婚了。治疗结束的日期设定在6个月之后。在精神科医生建议病人回顾他在治疗中所学到的东西时，病人变得疏远并且表达说他最好马上停止回顾。他感到回顾是一种智力上的挑战，而他无法应对。这个移情反应很快就被病人和分析师识别了出来，这正是又一个疏远行为的例子，这种行为将他带入治疗并且他始终用这种方式保护自己。然而，这种移情体验第一次导致他怀疑自己的智能。伴随识别出这种旧移情中的新形式，病人于是开始回顾过往的治疗工作，并且能够仔细考虑他因即将与他的精神科医生结束关系而引发的悲伤之情。

■ 治疗结束阶段中的失望

失望是生活的一部分，也是治疗结束体验中一个重要的方面（Novick，1982）。病人和分析师必须面对有些东西是治疗永远无法企及的。治疗师必须意识到并承认治疗的局限性（表11-2）。对治疗师自身失望及其多种来源的识别，对于治疗师在治疗中对病人的失望（Viorst，1982）以及整个治疗结束进行工作的能力至关重要。

有时，由于对已经完成的工作有失望感，或者由于意识中或潜意识中对病人的治疗有愧疚感，治疗师不想结束治疗。对病人的情感（Coen，1994）和成功治疗的病人带给治疗师的技术娴熟的感觉，都会抑制治疗师适时识别治疗结束并且着手处理的能力。这种抑制，可能被治疗师体验为关于治疗结束的问题的另一种形式的失望。治疗师自身不愿意去体验又一次的分离和丧失，也会推迟治疗的结束，并且可能导致治疗师忽视病人独立运作的能力。在所有这些例子中，治疗师必须认真检视自己的失望感。

在有些情况下，治疗结束是外部事件的要求，要么治疗师是一个受训者要在轮转中离开服务，或者因为治疗师在一个限定了治疗长度的临床机构工作，或者医疗保险的限制决定了治疗长度。当然，尽管治疗师方面的工作做得很好，但病人也可能坚决地单方面过早终止治疗。在所有这些情形中，治疗师可能在意识中感受到介入治疗结束工作的困难。治疗师在潜意识中是抗拒结束的，在一些个案中这种抗拒可能是多方面的，这会使治疗结束变得复杂。为了给病人提供最佳帮助，治疗结束的工作突出强调治疗师需要去警觉自身的内心历程（Buxbaum，1950）。

在治疗结束阶段，治疗师必须准备好以得体而支持性的方式去讨论治疗的局限性，以便帮助病人准备好现实地面对未来。病人可能会问："我将会不再感到如此焦虑了吗？"病人总是以某种形式提出这样的问题："要是我需要更多的帮助怎么办？"精神科医生必须帮助病人理解这些问题中的移情内容和现实内容。病人对未来的计划中包含进一步的治疗，当生活环境发生变化或者新的问题出现时，这是现实的。

假如进一步的治疗是有可能的并且已经经过了讨论，而病人不想探索这一领域，治疗师必须指出病人不愿意恰当地照顾自身的健康这一情况。病人回避进一步的治疗或回避早早进入一个新治疗的愿望需要在治疗结束阶段加以关注。对于那些在长程治疗中的病人，告知他们治疗结束过程实际上会延伸到最后一次会谈之后常常会很有帮助。在治疗结束后的一段时间，病人会继续感受到自己在对治疗结束各方面的意义进行整合。通常，只有当一个病人充分地依靠自己时，那些获得独立感的各个部分才会浮现。正如已经谈到过的,治疗师的丧失感和失望感可能会成为治疗结束的障碍,除非它们得以修通。接下来的例子说明了这一点。

　　一位精神科的受训者正在完成他的研究生培训,并且即将开始私人执业。他与一位小学教师已经工作了2年,治疗起因是这位老师与年幼孩子们一起工作时感到很焦虑。治疗尚未结束,而即使这位精神科医生为了在私人执业中继续进行他们的工作而降低费用,病人仍然确定他负担不起治疗费用。病人接受治疗的诊所有一个政策,要给受训者分配新的密集治疗个案——即不曾有过先前治疗体验的个案——于是这位病人不可能很快有机会去完成其心理治疗。医生和病人在治疗结束阶段努力工作。病人有效地回顾了他们共同所做的工作。

　　然而医生很清楚仍有很多的工作需要完成。医生产生了一种深深的悲伤,一种愧疚感,甚至因此出现了强迫性洗手症状。他去找了诊所的主管——一位很有经验的精神分析师,主管安排他和一位非常熟练且资深的精神分析师做心理治疗。很快,这位精神科医生开始理解他愧疚的根源在自己的童年经历中,并且理解了他的感觉如何令他的病人更加难以处理自身对进一步治疗的感受。事实上,病人感到悲伤和卡住,正如治疗师的状况那样。其实,一旦治疗师识别出这一切,他和病人的工作就取得了进展,病人能够下决心去找一份周末的工作,并且即使他仍然无法负担治疗师降价后的费用,但病人计划攒钱以便将来重新开始治疗。

■ 当治疗不成功时

迄今为止已经描述过的个案和情况都有相对愉快的结局,但是也有一些个案的治疗是根本无效的。治疗师可能判断治疗将没有效果以及有必要结束治疗，或者尽管做了关于阻抗的解释和提出不要结束的建议，而病人还是决定结束治疗。在这一类个案中，病人、治疗师或者是双方都可能不仅仅感到失望而且还颇为愤怒，有时候是针对彼此，有时候是针对自己，还有的时候是针对某些人，他们的理论、承诺或者教导引导人们期待一种更为成功的结果。

"这种情形该如何处理？"对于这一问题没有简单的答案。当然，重要的是治疗师去创造一个病人可以表达失望和愤怒的氛围。如果可以的话，病人应该得到一些帮助去考虑其他的治疗方法或治疗框架。诚然，对经验不足和经验丰富的动力学心理治疗师都存在一个共同的问题，因为他们高度评价这种治疗方法，他们永远告诉病人的是，假如治疗无效，就是一个失败。的确，他们绝无可能避免和某些特定病人工作时的失败感，假如治疗师没有给病人传递一些热情而乐观的表现，动力学心理治疗肯定将无法顺利开始。

然而，治疗师可以在一次非常不成功的治疗结束阶段传递一些特定的态度，会帮助病人降低他们的失败感。首先，精神科医生必须记住，不管病人有何种具体的人格特征和心理问题，他们都是不断变化中的个体。在生活的一个时点上没有成功治疗的病人，可能在未来的某个时候会成功治疗。假如治疗师理解这一点并且对病人指出这一点，这不仅减少了病人的失败感，而且也提升了病人寻求未来治疗的机会。同样的，关于治疗的适合度——精神科医生和病人之间的匹配度——还有很多未知之处。如果精神科医生理解这种变数并且很体贴地传递给病人，一种无过不究的态度就会产生，而且病人可能在之后向另一位治疗师寻求治疗。最后，在一些个案中，在治疗结束阶段坦率地讨论这类事务会引发病人提出转介给另一位心理治疗师的意外要求，或者共同意识到转介而非结束势在必行。和任何医学治疗一样，会不可避免地存在治疗失败。在这样的个案中，精神科医生支持性的、长期的、非教条的以及关怀的态度对于这段经历中负面情感的最小化和对未来治疗的努力的可能性的最大化都很有帮助。

■ 治疗成功，病人却拒绝结束治疗

有的时候，动力学心理治疗师会因为治疗看上去效果良好但病人对结束绝口不提而感到困惑，病人甚至不会间接提出。治疗师倾听暗示并且特别留意梦以及白日梦中的象征性意义，但是没有发现任何事情有助于解释为什么结束未被提及。

在这些情况下，病人常常出于一个或更多具体的原因而希望不结束治疗：一个起源于童年经历的幻想，通过持续的治疗来获得满足；因为治疗师存在于那个幻想当中，所以害怕失去治疗师这个人；因为治疗师存在于那个幻想当中，所以害怕指向正在离开的治疗师的情感；还有，因为治疗师存在于那个幻想当中，所以希望长期拥有治疗师的愿望能够得以实现。一个具体的例子说明了这一点。

一位商人在其30多岁时因为焦虑和不快乐而进入治疗。大量治疗性的探索集中在早期父母关系的剥夺上，他开始看到，这个给他留下了内在情感控制薄弱的问题，习惯性地预期失望，以及时常对自己的成就感到悲伤。经过3年每周2次的心理动力学心理治疗之后，他能够更好地理解和调节情绪了，并且他不再感到特别焦虑和不开心了，但是他从不提出结束治疗。他的精神科医生开始想了解这一点，却对于发生着什么毫无头绪。病人在很长一段时间都享受着大大改善的社会生活。现在他对一位同事感兴趣，但是报告说她已经结婚了。开始的时候精神科医生没有多想，但是慢慢地，当他的病人对这位女性的兴趣转变为一种痴迷，精神病医生开始怀疑这可能合乎移情关系——即这可以如何解释移情关系。最终，治疗师开始在病人的联想中听到很多线索提示这位无法得到的女性代表了治疗师（一种跨性别移情）以及病人的母亲。治疗师开始产生一个假设：由于精神科医生被病人体验为一个令人满意的母亲，假如他们分离（治疗结束），病人则害怕自身对母亲（治疗师）因此而产生愤怒，所以治疗结束永远不会出现；而且病人有一个幻想，治疗所代表的病人童年时期和母亲的一种特殊的联盟，将会持续到永远。仔细地倾听证实和提炼出这一套想法，而治疗师构想出恰当的解释并提供给病人。病人开始理解了他的幻想，而最终他对他的已婚女性朋友失去了兴趣并且开始进入治疗的结束阶段。这一过程，直到结束阶段的开始，持续了几乎1年的时间。

■ 道别：治疗师的反应

心理动力学心理治疗的结束阶段包含一个道别，这对病人和精神科医生来说都是一个情感的需要。心理动力学关系的丰富意义是显著的，由于它从根本上说是一种心理成长和发展的体验，深深触动着病人和精神科医生。这二元关系中的两个成员均不可避免地卷入到这一成长体验中。对病人而言，治疗是被建构起来去创造这种可能性的；对于心理治疗师来说，关系的深入以及帮助另外一个人获得第二次成熟机会的体验，无不引发了新的自我理解和改变。所以最后，快要结束的病人已经获得帮助去识别所有结束治疗的问题并且与治疗师讨论它们，然而治疗师可能还会留下一系列复杂而矛盾的感受。

对于治疗师来说，治疗结束是治疗中要求最高的部分之一。治疗师结束治疗的体验已经成为心理动力学临床医师们和作者们关注的焦点（Viorst，1982）。很关键的是，提供这种治疗方法的精神科医生预计要去体验强烈的反应，以及专门而仔细地探索相关的感受和想法。挥之不去的丧失感、对个人成长的喜悦以及将来与病人会面的幻想，这些在治疗结束阶段全都是治疗师的家常便饭，而且必须私下去理解。至关重要的是，这些感受在意识中被识别出来并需要加以理解，在最终说出再见时，病人永远需要知道，并且必须被清楚地告知，前治疗师也是未来治疗师的可能人选。假如治疗师不去探索自身对于治疗结束的反应，可能就不会给出这种保证或可能缺乏权威感。不是说当他们不期而遇时，前治疗师不能以自然之道对前病人进行问候，而是精神科医生应该通过以恰当的保持治疗边界完好的方式进行结束工作，以保护病人将来回来获取帮助的可能性。对于精神科医生来说，完好地保护病人对治疗结束阶段的满意体验记忆是很重要的，因为当病人在未来解决新的问题时，他们可以把这种记忆当作一个示范来使用（Pfeffer，1993）。在这一点上举个例子，假如精神科医生去找前病人们为他最心仪的慈善项目捐助，或者向他们寻求专业建议，这些都会极大影响病人对治疗工作的看法，以及影响对于治疗师是否适合做未来求助对象的体验。心存感激的前病人可能没法拒绝一个要求，但是会充满怨恨，也不会再返回治疗师那里寻求帮助，或者无法把成功治疗的记忆再当作一个未来解决问题的示范来使用。心理动力学心理治疗师可以通过自我探询的方式来帮助处理对治疗结束的强烈情绪，包括对与病人关系意义的理解以及对治疗局限性的熟识，都有助于处理治疗师的反应（表11-3）。督导和同行讨论常常可以提供领悟并且摈除孤立感。个人分析或深度心理动力学心理治疗是非常宝贵的，可以帮助治疗师理解自身对这一富于强烈情感的治疗阶段所产生的反应。

表11-3　在治疗结束阶段对治疗师的帮助技术

训练有素的自我探询实践

对心理动力学心理治疗局限性的熟知

督导和商讨

个人分析或者深度心理动力学心理治疗

■ 结束阶段没有发生

在一些情况下，治疗结束不会发生，或者不是以一种预期的方式发生。一些从心理动力学心理治疗中获益的病人希望继续很长时间，有时候他们希望是数十年。这不是因为他们需要支持性治疗，而是因为和别的方法相比他们更愿意接受谈话治疗，比如和用来帮助控制情感障碍的药物治疗相比而言。更加不同寻常的是，病人从一直进行心理动力学治疗的地区搬走了，以及病人和治疗师共同决定治疗结束后通常的转介程序并非最佳跟进方案。在这些个案当中，心理治疗可以通过电话继续进行，或者借助电脑使用视频和语音的服务来继续，这样进行多年，直到治疗的工作完成 (Zalusky, 1998)。在这样的个案中，病人必须与治疗师有稳固的关系，必须有特别的有助于与现任治疗师继续治疗的精神动力性需要，而且必须证明在治疗师身体不在场的情况下有能力保持心理上的平衡。这里有一个这种情况的例子：

> 一位社交上孤立的60岁男性在妻子过世后开始进行心理动力学心理治疗。他的过往历史表明，他在一个父母都拒绝他的家庭中长大，而且他也天生害羞，与妻子的关系是他过去从未有过的最亲密的友谊。在2年每周2次的治疗期间，他已经与治疗师建立了很亲近的关系，并且对于遭受父母拒绝方面的探索进展良好。后来，他所供职的公司决定搬迁到总部并且想让他也搬家，很显然在他这个年纪，他无法在一个新公司里找到适合的工作了。开始的时候，这对治疗搭档考虑到他可以选择退休，但是这一方法的负面影响很快变得明显。接下来，他们考虑结束当前的治疗而在他即将前往的城市重新开始治疗的可能性。病人对此感到心烦意乱，对治疗师提到他对于丧失非常敏感，尤其是因为他与父母之间的经历以及最近失去妻子的经历使然。

他也提醒治疗师，对他而言她已经变得非常重要，因为他如此害羞，以致无法再与别人建立亲密感。这对治疗搭档决定他们将使用电脑上的音频和视频会议设备来尝试继续治疗，而且他们从他实际搬家以前就这么做了。当他们发现这个办法可行时，他们决定在搬家后尝试这样做，然后他们成功了。在继续进行每周2次远程治疗的3年以后，因为双方都感到达到了治疗目标而决定结束治疗，而并非基于外部环境的因素被迫终止治疗。

■ 参考文献

Alexander F: The voice of the intellect is soft. Psychoanal Rev 28:12–29,1941

Buxbaum E: Technique of terminating analysis. Int J Psychoanal 31:184–190, 1950

Coen SJ: Barriers to love between patient and analyst. JAm Psychoanal Assoc 42:1107–1135, 1994

Gillman RD: The termination phase in psychoanalytic practice: a survey of 48 completed cases. Psychoanalytic Inquiry 2:463–472, 1982

Novick J: Termination: themes and issues. Psychoanalytic Inquiry 2:329–365, 1982

Pfeffer AZ: After the analysis: analyst as both old and new object. J Am Psychoanal Assoc 41:323–337, 1993

Ticho E: Termination of psychoanalysis: treatment goals, life goals. Psychoanal Q 41:315–333, 1972

Viorst J: Experiences of loss at the end of analysis: the analyst's response to termination. Psychoanalytic Inquiry 2:399–418, 1982

Zalusky S: Telephone analysis: out of sight, but not out of mind. JAm Psychoanal Assoc 46:1221–1242, 1998

■ 补充阅读

Dewald PA: The clinical importance of the termination phase. Psychoanalytic Inquiry 2:441–461, 1982

Firestein SK: Termination in Psychoanalysis. New York, International Universities Press, 1978

Reich A: On the termination of psychoanalysis. Int J Psychoanal 31:179–183, 1950

第 12 章

实践中的问题及其处理

所有的心理治疗师在心理动力学心理治疗当中都会面临实践方面的问题。对于新手治疗师来说，这些问题常常感觉像是魔方——多方位的谜题看似无解（表12-1）。这些问题涵盖面很广，从诸如选择治疗室及布置、设定费用、处理医疗保险、处理病人的电话以及安排假期这样比较基础的问题，到自杀的主题和危险的病人、是否接受礼物、何时给病人建议、如何处理病人的疾病、边界问题、医疗管理干涉以及如何处理自己的错误这些更为困难的问题。

表12-1　心理动力学心理治疗中共有的实践问题

治疗室布置和环境

危险的病人

费用

礼物

医疗保险，医疗计划

给建议

药物治疗

打电话

病人的躯体疾病

休假安排

治疗师的失误

自杀的病人

▮ 治疗室：布置与环境

治疗室的布置应该简单而舒适，既不要空空荡荡和毫无个性，也不要让治疗师的私人生活过多干扰性地充斥其中。应该避免展示治疗师家人的照片。病人的移情常常包括对治疗师家庭的想法——治疗师的父母、配偶和孩子。关于这些人物具体真实的信息会成为一种障碍，阻碍了病人对治疗师生活部分的幻想出现的时机和内容。假如一位病人非常令人困扰，那病人对治疗师生活细节的了解也会引发治疗师不必要的焦虑。假如病人了解治疗师的生活，反移情反应也会变得愈发强烈，因为病人的幻想可能更加接近治疗师生活的真实情况，在治疗室里，家庭中的照片和纪念品曾泄露了这些情况。病人可能也会感到了解治疗师在治疗室以外的生活是一种负担，令病人难于表达强烈的情绪。

治疗室的灯光要够亮，但不能刺眼。一间灯光昏暗的房间会让病人感到有诱惑性；灯光过于亮的房间会是令人不快的了无生气。治疗师应该避免坐在一张桌子的阻隔后面。应该为病人和治疗师都准备舒适的椅子。椅子的摆放距离要能提供亲密感而又不具侵入性。治疗师们会在各种各样不同的情境下见病人，包括医院或者诊所的治疗室、写字楼里的治疗室以及家里的治疗室。很显然，对于有见诸行动可能性的病人或者危险的病人来说，最佳选择就是在医院或诊所情境下见面，在那里所需要的帮助就在身边。由于在家里的治疗室见病人会让病人有机会得到很多关于治疗师个人的信息，所以有一些关于家庭治疗室使用方面的特别指导。对于可能要到家庭治疗室来的病人必须通过电话进行仔细的筛选。不应该在家里见具有暴力史、精神病性移情史或者个性中包含见诸行动特征的病人。这些病人所产生的强烈移情，加上他们糟糕的自我控制力和见诸行动的倾向，都时常导致对治疗师及其家庭的侵扰，这使得治疗变得令治疗师很不舒服，并且有时候治疗也进行不下去。这种病人可能会反复驱车经过治疗师家，尾随治疗师的家人，或者受到非常强烈的诱惑去滥用治疗师的隐私。

治疗师可以通过电话询问可能的病人以下问题：

1. 你现在需要得到帮助的症状是什么？

2. 你以前接受过心理治疗吗？

3. 你以前有没有因为精神科问题而接受药物治疗？如果有，是什么问题？（对这个问题的回答可能提供一个线索来做诊断，尤其是之前抗精神病机构已经开过处方时。）

4. 你之前有住过院吗？在什么情况下住过院？

当一个人联系一位可能的治疗师时，通过电话会谈，治疗师能看到病人身上的条理性、谨慎度、得体度和聚合性，这些全是很好的线索来考虑是否适合使用家庭治疗室来见这个人。例如，假如一个人从另一个城市给一位治疗师打电话，并且感觉急需与这位特定的治疗师见面，因为在报纸上看到一篇关于该治疗师工作的文章，这个病人最好不要在家庭治疗室见。这个人可能很好地表明了他很容易形成一种快速、强烈和非理性的移情。假如病人是在一个必要的转介过程中通过一位医生或者通过其他合适的渠道（诸如朋友或亲戚）得知治疗师的名字，那这位病人可能会更合适在家庭治疗室里见面。

对于治疗师来说，在家庭治疗室工作的便利性，要与强烈移情及其相应的防御性及过度自我保护的反移情风险相平衡。治疗师需要感受到家庭空间、家庭以及私人生活的界限是安全牢固的。

■ 费用

除了在医院和诊所提供免费医疗和按比例收费以外，心理治疗师普遍根据当地水平来设定收取的费用。从治疗开始的时候，费用的处置就需要切合实际和稳定一致。许多病人，或许是大多数人，对钱都感到冲突。

这些冲突会进入到心理治疗的素材当中。金钱常常与许多问题有关，包括依赖、情感供给、愧疚感、贪婪、剥夺以及应得利益有关。心理治疗师应该直接而清楚地了解与费用有关的问题。

不同的治疗师在费用方面的观点也很不一样，在账单的考虑上也各有不同。医疗保险和医疗计划是医患关系当中的现实问题，令本就复杂的问题更加复杂化。向保险公司做报告、完成表格、账单报表或与保险公司进行电话讨论及接受其支付率，所有这些临床医师的工作都是治疗协议的组成部分。必须真诚而实际地讨论这些实践问题。当病人不同意费用或支付安排而不能或者不愿见治疗师的时候，临床医师必须协助其进行合适的转介，以及力保病人得到所需要的治疗。对病人的责任始于第一次评估会谈。

事实上，连续的长程治疗病人有时候被看作是"租用"治疗师的日程时段，因此，总的来说要给错过的预约付费，除非他们因为某种原因时段被占用或者重新安排了时间。从很多方面看，治疗师应该采取这种最为中立和从根本上包含尊重的立场。如果不这样，则治疗师可采取另一种立场，从道义上判断病人的缺席是否有正当的理由。在这种情况下，假如一次缺席被视为值得原谅，那事实上是治疗师主动做出了个人经济上的牺牲。假如病人因为要为错过的时段付费而生气，那么接下来有了一个探索愤怒动力的机会，以及探索为何病人觉得治疗师理应为病人生活中的危急情况承担花费。与此相同，治疗师遵照这些指导原则行事，能够根据一个已知的可收费时段的稳定性来更恰当地设置费用，因为稳定性的问题可能会使每一节治疗的费用被平均拉低了一些。

假如情况合理以及治疗师感觉舒服，并非说治疗师就不应该为特定的病人设定较低费用。每一位治疗师都应该提前确定自己个人的收费限额。对于某个特定病人的困难程度，临床医师自己的内心应该是非常坦诚的。临床医师也应该决定多大程度上他需要感觉到自己的专业工作时间被尊重了，以及他们是否认为一位医生就该奉献自己的时间。总体来说，治疗师每年都会和病人一起重新评价他们给病人设置的费用，在有些时候，治疗师会根据生活物价的升高而调整费用。某些病人所付的相对低的费用，也会根据病人的财务状况的许可而上调。享受低价的病人常常感到被当作婴儿对待以及自己很特别。付低费的病人可能也感觉有义务在其他方面照顾治疗师，例如不对治疗师生气。这些感觉必须由治疗师以解释的方式加以处理。

治疗师通常处理费用的方式，尤其是关于保险、开账单、有计划地重新评价治疗费以及涨价这些规则，需要在治疗开始之前和评估结束的时候与病人清楚地讨论。假如治疗师的规则视治疗小节为出租的时段，那么病人需要得到一个解释，说明为何他要为未出席的治疗小节付费。出租时段这种描述常常很有帮助。有时候鼓励病人考虑以月付或年付的方式估计费，而不是按次来估计费用也会有帮助。如果治疗师感到舒服，也可以讨论在治疗结束后的一段时间来为治疗付账单这一可能性。对于短程心理治疗来说，这可能会是一种实践方面的解决方法，也可能与病人对其他医疗程序的预期相一致。

因为经济的原因，或者因为在日程安排方式或预约缴费方式上的观点分歧，病人永远都有权利去寻找另一位治疗师。在这种情况下，治疗师应该协助病人找到更匹配病人愿望的另一位治疗师或者治疗机构。在个人冲突或神经症基础上出现的异议，可以通过在进一步评估中的探索和解释来处理。然而，由于这是在治疗的早期，病人尚未与治疗师建立起稳固的治疗联盟，这种方法常常会失败。

■ 医疗保险和管理型医疗

由于第三方付费以及管理型医疗是所有医疗保险中突出的部分，治疗师常常处于与保险代理和个案管理员交涉的位置上。这些情况常常很复杂。在可行的范围内，治疗师应该可以完成表格和报告，但是他应该让病人与保险公司交涉和给他们开账单。这对于资源较少的病人来说并不总是可行的。当治疗师被要求写一份案例回顾并提交给保险公司时，撰写的时候总是应该请求病人的许可，并且应该遵从病人的意愿。许多治疗师会在提交报告之前与病人一同浏览报告，或者至少询问病人是否想要这样做。在这样一份报告中，应该没有什么内容对病人是新鲜的。因为总的来说，这些报告记录了症状和问题的部分，而不是心理动力学假设和对潜意识的解析，和病人一同浏览报告可能比所认为的要容易，并且这一行动有时候激发出重要的对话。当一位个案管理员拒绝连续性的治疗时，治疗师应该与病人讨论这种处境，并且说明可行的选择。不管个案管理员的决定为何，治疗师告知病人他所推荐的治疗过程以及这些选择的利弊是很重要的。治疗师永远要做好准备对个案管理员的决议进行申诉，并且准备好与病人合作去详细地解释个案及治疗的必要性。当与个案管理员的分歧旷日持久和申诉无效时，会对治疗产生巨大影响。自然，病人可能会对他的疾病和对治疗的需求感到担忧。治疗师必须帮助病人看清现实的限制和可能被保险员或管理型医疗提供者破坏的契约，而不去鼓励病人见诸行动或者变成治疗师自己恐惧、愤怒和失望的代言人。治疗的焦点可以很好地变为理解病人的冲突，因为这些冲突在实施恰当的自我保护的过程中有所显现，也在与保险员或管理型医疗的分歧中寻求解决之道的过程里有所显现。

■ 药物治疗

　　合并心理治疗和药物治疗的模式并非例外。这两种治疗策略很容易互补。药物治疗主要影响特定的症状，而普遍来说对人际模式、社会技能以及防御模式疗效很低，这些防御模式影响着复原、依从性以及长期成功的治疗结果。在药物治疗过程中，必须仔细观察移情和反移情问题。病人可能将药物治疗看作是他可以"只是等着起效"以及看作医生力量的彰显。要不然病人可能对所使用药物治疗的类型抱有特别的幻想："我妈妈曾吃过这种药。"这种表述既有生物上的意义（例如，这表明药物治疗可能是有用的），也有心理动力学意义（例如，吃药意味着变得像妈妈）。对这些部分的探索对理解病人的冲突和确保药物治疗依从性都会很重要。

开药的医生也更有可能体验到对病人阻抗的反移情感受。医生会体验到病人在拒绝药物治疗，而不是在表达阻抗，这些阻抗将因为解释或提供药物治疗的进一步说明而有所让步。病人需要得到药物治疗及药物副作用方面的清楚的信息。对于药物治疗的选择和持续服用的时间而言，心理治疗的关系鼓励合作式的决策过程。

■ 打电话

当病人在两次预约时间之间给治疗师打电话时，总的原则是要接电话或者及时回电，仔细倾听，重点是这种治疗时段之间的对话要保持简短。应该避免在电话里做解释。应该在下一次会面中探索打电话的原因和做出解释。治疗师必须清楚明确，沟通和探索要有意地限制在排入日程的预约里。但是，如果出现一个紧急情况，治疗师需要以任何必要的方式予以回应。这些紧急情况可能因下列原因而起：

- 精神病性或自杀的病人
- 故意或非故意的犯罪
- 一个对自己或他人有危险的病人，需要报警和出警
- 一个严重的医疗急症，心理治疗师需要做出恰当而迅速的医疗转介

在一次紧急情况当中，极其重要的就是直接而快速地处理问题。任何对病人打电话可能的解释，都应该推迟到后面治疗小节中病人比较冷静的时候给出。

在紧急情况下，通过电话进行一次计划中的治疗会谈也是可能的。这在一个已经发展良好的治疗当中是最为有效的，在这种治疗中，病人和治疗师都非常清楚治疗中沟通的微妙之处。有些病人因为意外的疾病而受困于家中，有些病人在治疗的紧要阶段休假或者旅行，这些都让在办公室的治疗变得不可行，或者是病人在乡村地区或者海外，这时对这些病人安排电话治疗会是非常有帮助的。然而，电话治疗缺乏亲身接触，严重限制了病人对治疗的体验以及治疗师所能获得的信息，所以应该要谨慎地使用电话治疗。在未来，远程医疗技术会为心理治疗提供独特的机会，因为声音和实时视频相结合，并且花费合理。远程医疗技术已经被运用于灾区并取得了良好效果。

■ 假期安排

治疗师应该尽可能早地告诉病人他的休假日期。经过判断，治疗师觉得有些病人需要能够找到可以求助的人；治疗师应该为他们安排一位可以待命的同事。病态或者严重失常的病人可能需要与待命治疗师真的进行预约；治疗师离开之前应该安排好会面。在一些情况下，一位病人可能需要和休假中的治疗师联络，但总的来说这是不必要也不应该被鼓励的。病人对于治疗师休假的反应，提供了一个机会去探索分离反应，以及提供机会探索对于独立和玩乐的反应。治疗师的缺席会触发早年重要分离的记忆，也会为病人提供机会加强之前的治疗收获和体验更大的自主性。

■ 自杀的病人

对于受训中的治疗师来说，对潜在自杀行动的评估和对自杀尝试的预防是主要关心的问题，并且这个在心理治疗师的整个职业生涯中都一直是重要的议题。在判断自杀风险的时候，详细的生活史是最好的指导。在过去有过自杀尝试的病人绝对会是危险的，至少在高频的心理治疗过程中会感觉到自杀倾向（假定在治疗中一些关键性的冲突被探索到）。事实上，有过自伤的病人也一样，哪怕这是发生在久远的过去，和想过自杀但没有采取行动的病人相比，他们通常也是有更高风险的。有自杀想法的历史永远都应该被重视和被看作严肃而重要的议题来关心，永远不能被当作"仅仅是"操控手段而有所忽视。为了在一个病人的治疗过程中处理有自杀想法的阶段，治疗师应该保持警觉和时刻准备着。总的来说，当治疗师开始担心病人可能想要自杀时，较为明智的做法就是直接询问，而不是因为害怕冒失或者过于不安而抑制提问。一个可能自杀的病人得知治疗师能够觉察、关心并且不被病人的想法吓到，通常会感到安心。其他有帮助的策略包括如下几个：

- 与病人签订一个具有约束性的契约，说明病人假如陷入自杀行动的危险中，就要打电话求助
- 在夜晚、周末和休假期间拥有待命的治疗师人选
- 知道在危机中，病人可以在哪里迅速入院就医

让病人知道治疗师对他入院就医已经有所准备，反而常常有助于减少病人的就医需求，这真是很矛盾。假如一位心理治疗师对一个有自杀倾向的病人非常关切，那么重要的是要了解在哪里可以找到病人的家属。假如病人认真考虑并且说出一个具体的自杀行动计划，治疗师有责任考虑是否应该马上通知其家人，以及是否启动强制入院的程序。

■ 危险的病人

有些病人曾经伤害过别人，或者表达过对治疗师和其他人的愤怒和伤害冲动，这些病人对任何心理治疗师来说都是挑战。对心理治疗师的指导原则就是不要试图去当个英雄。假如呈现出一个严重的风险，治疗师有义务通知可能的暴力犯罪受害者以及权力机构。治疗师也需要感到他们

自身是在一个能够保护自己安全的环境中工作。与一位精神紧张或者具有威胁的病人工作，治疗师必须从不锁门，或保证暴怒病人可以快速地离开。这种病人最好是在医院、诊所或者团队合作的机构中做治疗，在那里治疗师可以迅速得到帮助，而病人和治疗师都能感到足够安全地探索会造成病人暴怒的困难议题。

■ 礼物

是否接受来自病人的礼物是一个很棘手的问题，事实上这出现在每一种实践工作当中。原则是不接受礼物，但是要探索病人送礼物的欲求背后有怎样的愿望和幻想。然而有时候，当治疗师和脆弱的病人工作时，拒绝一份礼物所让他们遭受的自尊打击胜过任何通过拒绝礼物而获得的好处。在这些个案中，非常需要明智的临床判断。治疗师可以接受一份礼物，尤其是假如对礼物意义的理解和解释成为治疗的一部分。显然，假如病人想要送一份昂贵的礼物，在伦理上这样的礼物不能收下。在治疗当中，礼物是一个维持界限方面常见问题的例子。总的来说，治疗师选择一种行动过程，保持让病人能够表达最为丰富的情感，也不抑制病人的联想——比如要么是病人感到自己对治疗师很特别，要么是病人感到自己对治疗师不再重要。

■ 建议：作为医师的心理治疗师

总的来说，心理动力学心理治疗师努力对病人坚守一个中立、共情和非指导的立场。在少数情形和紧急情况出现的时候，治疗师应该给予病人建议。一次之前没有被识别出来的医疗急症就是一个例子，此时治疗师给予建议是正确的。例如，假如病人报告黑色和沥青样便（提示肠道出血）或者视觉和神经系统异常（提示颅内急症），病人可能完全意识不到这些症状的严重程度，治疗师应该为如何处理来获得症状评估提供正确而清楚的建议。治疗师偶尔会遇到一位有身心疾病的病人，这个病人可能需要急诊转介和与医疗专家协调。例如，一位患有肉芽肿性结肠炎的病人在对心理治疗师的暴怒移情发作期间大出血。许多病人以躯体的形式表达他们较为冲突和困难的情感，持续数月甚至数年，直到他们在意识层面开始认识到和使用语言表达他们的情感。对这些刚讨论过的病人而言，与其内科医生保持密切联系为其整体健康和安全提供了最好的环境保障。

当病人家庭中的危机出现时，治疗师也有必要给予建议，包括孩子的危险行为。在另一些时候，在病人生活中为他们推荐医疗或精神科资源也是适宜的。有时，向病人指出他们因为持续进行某种特定行动过程而将自己置于危险境地也是很重要的，不论这些行动是出于天真无邪还是潜意识的自我破坏。所有这些事件的处理都需要机智和深思。在良好运行的心理治疗中，能到达足够的深度，这些事件的意义以及医生的干预，都将得以探索和理解。治疗师对建议或不建议的决定必须最终与病人一起探索，并且决定的意义和切入点也需要结合对过往的检视来进行探索。

■ 病人的疾病

如果病人有重大疾病需要住院治疗或需要取消大量治疗会谈时，这都应该去直接讨论。病人和治疗师可能更倾向于停止治疗或释放治疗师的时段，同时保留之后重新开始治疗的计划。在这些情况下最好的指导，就是作为医生角色的治疗师始终考虑病人的最佳利益。假如病人出现一个严重的疾病，给住院的病人寄去问候卡会是维护治疗联盟以及关心病人身体状况的一个重要的方面。

■ 治疗师犯错

当治疗师犯了一个错误——例如忘记了一次会面、在同一个时段安排了两个个案或者在账单上出错时，治疗师都应该承认错误，假如合适的话要向病人道歉，然后去探索病人对这一事件的感受。病人们常常不愿意承认治疗师犯了错误，或者他们不想承认因受人怠慢而感受到的气愤和受伤。治疗师也必须使用这种方式作为一个机会来做自我探寻，从而理解这个失误的意义。理解这些反移情态度有时候能够帮助治疗师看到病人一些微妙的方面，这些方面有时被治疗师忽略了，但是因为和自己过往的事件有相似，这些方面也正在潜意识地做出反应。

■ 普遍原则

在心理动力学心理治疗中可能存在的实践问题不胜枚举。然而在这些事件（表12-2）中也产生了一些普遍的处理方式。首先，在一个可能影响病人或影响一位家属的医疗危机中（例如，一个暴力的病人或者即将发生的儿童虐待），治疗师要做那些必须做的事情。相同的是，在躯体疾病方面，治疗师推荐病人去做治疗，然后处理病人如何寻求照顾或避免照顾以及病人对要求推荐做何感想的问题。总的来说，在处理了一个实践问题之后，治疗师一定会记住这个问题，并且要在治疗中观察和探索这个问题所产生的影响。对病人而言，行动以及不行动都需要探索其意义。没有正确答案。像一个关怀的治疗师那样工作，治疗师想要促进病人的自主性而不使其陷入危险，这将常常引导精神科医师在维持与病人的联盟方向上工作，并且在后面来探索事件本身。心理治疗师应该将治疗的总体目标谨记心间：允许病人以不断加深的方式探索其情感、幻想和行为。无论是在紧急事件期间还是之后，这一目标都能为处理绝大部分的实践问题提供指导原则。最后，心理动力学心理治疗师要适应去做一切在安全氛围下对情感、思想和行为的语言探索最有利的工作。

表12-2　心理动力学心理治疗中处理实践问题的普遍原则

在医疗危机中，为所当为。

行动和不行动都需要探索。

像一个关怀的治疗师一样工作。

促进自主性和独立性。

创造安全氛围允许探索。

■ 补充阅读

Beitman BD, Klerman GL (eds): Integrating Pharmacotherapy and Psychotherapy. Washington, DC, American Psychiatric Press, 1991

Epstein RS: Keeping Boundaries: Maintaining Safety and Integrity in the Psychotherapeutic Process. Washington, DC, American Psychiatric Press, 1994

Schwartz HJ (ed): Psychodynamic Concepts in General Psychiatry. Washington, DC, American Psychiatric Press, 1995

第 13 章

短程心理治疗

第二次世界大战后，对心理治疗的需求快速增长。随着社区精神健康运动的开展以及最近医疗卫生方面成本控制意识的增长，对短程心理动力学心理治疗的兴趣也就极大增长。短程心理治疗现在是每一位治疗师的必备技能部分。这种治疗方式要求治疗师去勇敢面对自身的抱负、完美主义以及对人格功能理想化的愿景。短程治疗直接指向针对某一冲突集中区域的行为改变。在为治疗所设定的时间期限方面，短程治疗和长程心理动力学心理治疗有所区别。时间期限赋予了短程治疗独特的目标、病人筛选过程以及治疗技术。短程治疗的目标是延续病人的发展，因为影响生命历程的心理动力学冲突的出现，侵袭了这种发展。通过聚焦于这种核心冲突（在病人当前的生活中，这是大部分危机的核心问题）以及这种冲突严重影响病人生活的方式，治疗师希望形成改变来全盘影响病人的成长和发展。这种焦点常常可以通过一种与人建立联系的模式而被识别出来，这些联系中包含病人的期待、幻想和假设，与一位童年时期的重要人物建立关系的模式构建了这些内容。[在大量的实证研究中，这种模式被称为核心冲突关系主题（Luborsky and Crits-Christoph，1990）。]

如此看来，长程心理治疗聚焦在分散的过去，而短程心理动力学心理治疗立足于有利的时刻（Stierlin，1968）——病人因为当前冲突的激烈和尖锐而特别愿意做出改变的生命时刻。因为短暂，短程心理动力学心理治疗比长程治疗更多依赖病人实践和泛化治疗收获的能力，以及将治疗所得用于治疗后多种情况中的能力。短程治疗和长程治疗的这一关键区别说明，一旦问题的模式（防御和移情歪曲）得以识别，病人必须有能力自己来实践和修通大部分的冲突。

弗洛伊德最初的分析非常短，只持续了3～6个月。然而随着时间的推移，分析变成了一个长得多的过程。Franz Alexander（1953）是早期使用短程心理动力学心理治疗的人物之一。近来，David Malan（1976），Peter Sifneos（1972），James Mann（1973）和Habib Davanloo（1978）的工作已经奠定了当今这一心理疗法的基础。尽管这些作者所选取的标准和技术不同，但他们形成共识的部分更为引人注目（Ursano and Hales，1986；Ursano and Ursano，2000）。

■ 病人的筛选

识别出病人的焦点冲突是短程心理动力学心理治疗的必要条件。此外，病人必须有能力结合情感来思考，以及必须有很高的治疗动机。主诉越具体，冲突的部分越有可能在短时间内得以解决（Hoglend and Heyerdahl，1994）。复杂而根深蒂固的问题需要更多时间来解决。如果病人报告了至少一个其生命中与他人的有意义的关系，就会有较好的客体关系，而且病人能够更好地忍受由心理治疗激发出来的痛苦情绪（表13-1）。对一个尝试性解释的良好反应也是一个好的预后征兆。Malan (1976) 强调，假如治疗师不能与病人建立情感联系，就将很难在短时间内形成治疗联盟以供短程治疗使用。

Sifneos (1972) 强调一个焦点的重要性，即自然存在的俄狄浦斯冲突——通常指的是包含围绕成功、胜利、丧失以及变得"更强大"在内的竞争主题。然而其他作者同意范围更广的核心冲突发展起源。尽管没有严重疾病并非一个筛选标准，但许多筛选标准都排除了具有严重病理问题

表13-1 为短程心理动力学心理治疗筛选病人

病人

有一个焦点冲突

能够以情感的方式思考

动机很高

至少有一段有意义的关系

对尝试性的解释反应良好

治疗师

能够和病人产生情感接触

排除严重抑郁、精神病或者见诸行动的病人

通常排除边缘型、自恋型人格障碍或偏执障碍的病人

的病人。假如预见到病人会有严重抑郁或精神病性症状，或者假如病人很容易将其病态见诸行动（例如物质依赖、自杀行为），那么这个病人不适合做限时的治疗，这种治疗无法提供所需的灵活支持。同样，投射、分裂和否认这些防御使得短时间内建立治疗联盟很困难，而治疗联盟是让短程治疗起效的必要条件。这一限制意味着边缘型、自恋型和偏执型的病人常常在短程心理动力学心理治疗中效果不佳。

为短程心理动力学心理治疗做评估时，焦点的筛选是最重要的部分。除非在评估期间一个焦点变得很清楚，否则大部分治疗师将不会进行短程心理动力学心理治疗。促发因素、早年创伤以及重复的行为模式能够指示出核心冲突。有时候，病人报告了一个认为很重要的梦，并为焦点冲突拉开帷幕。所寻找到的童年期冲突与当前生活中的冲突是一致的。这种冲突越有机会在移情中浮现以及得到分析，治疗就越有可能达到成功的结局。在治疗中，常常会识别出不止一个可能的焦点冲突。治疗师会决定哪个焦点部分最需要处理和最容易介入——也就是说能够从其他人格方面切分出来（Ursano and Ursano，2000）。

在评估阶段结束之际，应该对病人说明焦点冲突，将这作为提议短程心理动力学心理治疗开始的一部分。应该使用病人的日常语言来进行说

明。Mann (1973) 将核心冲突描述为病人当前和长期持续的痛苦，处于前意识当中。病人常常通过感到高兴、伤心、愤怒、害怕或者愧疚而识别出这种痛苦（Davanloo，1978）。核心议题向治疗协议和治疗目标提出了要求，正如下面例子所示：

> 一位41岁的已婚男士，是一名成功的中层管理人员，因为不断加剧的婚姻问题而前来寻求评估。他描述说过去的几年中，他对于婚姻的兴趣一直急剧下降。在与妻子的关系中，婚姻不和已经成为突出的部分。他有一个12岁的儿子，他想要儿子"坚持自我"。当妻子和儿子争执时，他却退缩了。在性的方面，和过去相比，他觉得对妻子的兴趣大大减少，并且他发现自己对《花花公子》（playboy）一类的杂志兴趣更浓。在采集历史过程中，治疗师了解到病人的父亲在病人12岁的时候自杀了。爸爸曾经受雇于与病人相似的工作岗位。病人的母亲温顺而保守。她直到病人进入治疗前的10年才再婚，而第二任丈夫在婚后第5年时因坠机而去世。

这个病人的焦点冲突会是什么？一个可能的冲突是远离亲密（与妻子）和转向更自给自足的方式。病人儿子的年龄正接近病人父亲自杀时他的年龄，这一事实昭然若揭，并且它将引领病人去探索因为父亲之死而产生的丧失感。然而，病人也即将度过父亲去世时的年纪。另一个焦点部分，不同于丧失感，而是对于比父亲长寿这一成功所带来的冲突性情感。在这个个案中，移情可能是跟父亲以及竞争有关的。当他看到妻子和儿子在争执时，病人也重新体验到他由母亲独自抚养的过程中自己的一些痛苦。针对他的焦点冲突进行工作，可能会揭示出一种和母亲有关的移情。

因此在这个个案中，潜在地存在多个活跃的冲突部分。临床医师的任务便是选择其一。尽管筛选工作从来不是一个容易的任务，但仍然有一些

很有帮助的指导原则（表13-2）。应该选择处于活跃状态的冲突部分。一
个对活跃冲突的尝试性解释常常会引发强烈的情绪，指示出一个活跃冲
突部分的所在。新手治疗师常常忽略病人对成功的恐惧，相较于共情成功
的恐惧，更容易去共情丧失感。始终从对成功的恐惧和从丧失感两个视角
来解析一个个案会很有帮助，这样关于成功的冲突就不会被忽略掉。由于
短程心理治疗的期限较短，分离总是迫在眉睫，所以短程治疗倾向于着重
处理与丧失有关的过往冲突。假如是俄狄浦斯议题的丧失，而不是纠缠于
前俄狄浦斯期的关系，治疗常常有助于探索这些丧失。在任何单次的短程
心理治疗中，只应该处理一个冲突部分。总的来说，这意味着移情将围绕
着一个人，并且对病人焦点冲突的解析应该围绕这一个人。移情诠释应该
局限在这位过往的重要人物身上。治疗师理应避免涉足全局，应该特别去
寻找那些造成抑制的冲突，着重处理造成抑制的冲突部分能够让病人体
验到能量和活力的回归，它们可以用于解决生活中的问题。

表13-2　在短程心理动力学心理治疗中识别焦点冲突

识别冲突

探索形成冲突模式的促发因素、早年生活创伤以及重复性行为。

寻找受抑制的部分。

对关于成功和丧失的冲突保持警觉。

选取一个焦点冲突

选取一个在病人生活中活跃的冲突。

做一个针对冲突的尝试性解释。（尝试性的解释常常引发一个情感反应）

选取一个与一位移情人物有关的冲突。

■治疗期限及结束

在短程心理治疗的文献中有一个总体一致性的共识，即短程心理治
疗通常应该限制在10 ～ 20节治疗当中，常常是一周一次的频率。然而在
一些个案中，也会实施长达40节的治疗。如果治疗超过了这个数量，治疗

师应该准备去实施一个超过40 ~ 50节的长程治疗。治疗的期限与焦点的保持大为相关。当治疗超过了20节时，治疗师会发现自己进入了一个更广泛的个性分析当中，并且丢失了焦点（表13-3）。

表13-3　短程心理动力学心理治疗的期限、技术和特点

期限

　　10—20节（可以做到40节）；每周一次

技术

　　聚焦于防御分析、移情解释以及重构

　　善意的忽略

　　结束非常重要

　　当治疗开始的时候，通常就明确了结束的日期和治疗节次

短程治疗的结束非常重要。因为治疗如此短暂，治疗的结束就始终存在于病人（和治疗师）的脑海中。在治疗中，病人体验到真实的治疗丧失，也再度体验到移情人物的丧失。治疗师必须以直接而精确的方式把这种丧失当作移情来处理，而病人把这种移情体验为当前生活中真实存在且重要的丧失。缺乏经验的治疗师可能要警觉自己只注意到失去治疗师只是失去了一个真实的人物，而错过了识别一种重要移情成分的机会，通过这一机会，病人能够了解并且也深入体验到童年期人物的重要性。治疗师必须记住，失去这个童年人物可能会很伤心，但是也可能会很兴奋——感到可以自由地成长和体验各种选择及愿望，这些东西曾经一直被忽视或抑制。

是否应该在治疗开始的时候就明确选择治疗结束的日期？在这一点上，治疗师们的做法不同。有些治疗师指定日期，并且同时解释他们对错过会谈的处理规则；另外一些治疗师则仅仅指定总的治疗节次。一些比较资深的临床医师会不设定治疗结束的时间，仅仅是说明他们会在一个短期且数量有限的时间内和病人会面。设定一个日期会让那些害怕依赖的

病人（例如强迫型）能够进入治疗，并在一些病情更重的个案中限制退行。

总的来说，确定结束的日期把新手治疗师从等着倾听改变冲突部分决心的任务当中解脱出来，也不用再听病人为了获得健康而想要结束治疗的愿望。由于倾听这些部分是一项艰难的任务，对于学习短程心理治疗来说，跟随一位督导并且设定具体的结束（日期或者节次），常常会很有帮助。通过这种方式，开始阶段、中间阶段以及治疗靠后的阶段得以清晰呈现，对于治疗师和病人来说都如此。然后，发生在这些阶段的临床现象能够被清楚地识别出来。此外，尽管设定具体结束日期给治疗师带来了压力——这以病人很关心"到了那个时候一切都会发生！"为代表——这也能缓解治疗师因担心治疗不能结束而产生的重担。

■ 技术

心理动力学心理治疗所有的通用技术都用于短程治疗：防御分析、移情解释以及重构（表13-3）。梦同样也可以以焦点的方式用于与复杂病人的工作当中。移情解释一直以来对病人的机智和教育程度有要求，应该要以病人能够理解的深度来进行移情解释。技艺熟练的治疗师逐渐会分化出一些语言用来对自己或同行解析移情，这些语言不同于与病人交谈中所使用的语言。通常在一个10节或12节的治疗中，会做1～2次移情解释。做太多关于移情的解释，会让此项技术显得无足轻重，以及可能没有效果（Hoglend，1993）。病人将不再听到或者感受到过去的关系因活跃于当前的生活中而带来的情感冲击。治疗成功非常重要的一点就是使用善意的忽略。在短程治疗的过程中会出现许多心理动力学所关心的部分。但是，治疗师必须聚焦在中心议题上面。虽然看到许多有趣的路径，但治疗师必须不加评论地放过它们。

在内心关注着治疗的各个阶段会有助于识别病人特别的情感，这些情感在任何特定的时刻都是最为重要的。在治疗早期，病人通常对治疗师即将引发的改变抱有大量不切实际的期待。在这个阶段中，治疗师不需要做很多评论。在治疗的中间阶段，病人的联想常常拓展到非常宽泛的视野而远远超出焦点冲突的范畴。一次短程治疗是否能够保持短程的关键之处在于如何处理这种局面而继续保持聚焦。阻抗也将出现在治疗的中间阶段，这提供了一个机会让治疗师结合当前和过往的元素去解释病人重要的防御方式。接近中间阶段的结尾或者结束阶段的开端时，移情的主题会变得明显，治疗师也能够以一种直接的、支持性的以及共情的方式去进行解释，这种方式会将核心冲突具体呈现，说明过去如何让这个冲突形成了模式，以及如何在当前的生活中活跃着。

结束阶段总是需要处理病人对于丧失的体验，包括失去移情的人物，失去想要解决过往伤害的儿童式愿望，以及失去真实治疗师的体验。新手治疗师会感到自己正在抛弃病人，这一现象并不稀奇。"这就够了吗？病人需要更多帮助吗？我应该继续吗？"病人处境的真实情况和治疗师的反移情都应该被考虑到。当病人是经过了恰当的筛选时，这种情况多半是治疗师在对移情做出反应，而不是对需要继续治疗的危机做出反应。通常最后一节治疗提供了一个移情解释的机会，这个移情解释和病人想留住治疗师和治疗的愿望中所展现出来的特定模式有关。

假如病人要求额外的治疗，永远都必须倾听这种诉求，但是不需要同意。必须考虑这是否是移情的一部分，还是一个治疗的新焦点。当然，治疗师不应该守着一些治疗结束的理想目标，而忽视了处于严重困难中的病人。一些指导原则会有帮助：治疗师常常只是全然倾听和理解病人留住治疗师的愿望，病人就会感到宽慰并且继续前行。病人也知道治疗师的电话号码，在进一步的问题出现时可以打电话来。即使是治疗师承诺进行一个新的治疗，在病人尝试新的技能和知识的阶段，这样做也是有帮助的。因为病人知道能够找到治疗师，在治疗中的这种中断能让病人获得健康的愿望扎根于心。

■ 参考文献

Alexander F: Current views of psychotherapy. Psychiatry 16:113–122, 1953

Davanloo H (ed): Basic Principles and Techniques in Short-Term Dynamic Psychotherapy. New York, SP Medical & Scientific Books, 1978

Hoglend P: Transference interpretations and long-term change after dynamic psychotherapy of brief to moderate length. Am J Psychother 47:494–507, 1993

Hoglend P, Heyerdahl O: The circumscribed focus in intensive brief dynamic psychotherapy. Psychother Psychosom 61:163–170, 1994

Luborsky L, Crits-Christoph P: Understanding Transference: The Core Conflictual Relationship Theme Method. New York, Basic Books, 1990

Malan DH: The Frontier of Brief Psychotherapy. New York, Plenum, 1976

Mann J: Time-Limited Psychotherapy. Cambridge, MA, Harvard University Press, 1973

Sifneos PE: Short-Term Psychotherapy and Emotional Crisis. Cambridge,MA, Harvard University Press, 1972

Stierlin H: Short-term versus long-term psychotherapy in the light of a general theory of human relationships. Br J Med Psychol 41:357–367, 1968

Ursano RJ, Hales RE: A review of brief individual therapies. Am J Psychiatry 143:1507–1517, 1986

Ursano RJ, Ursano AM: Brief individual dynamic psychotherapy, in Oxford Textbook of Psychiatry, Vol 2. Edited by Gelder M, Lopez J, Andreasen N. Oxford, UK, Oxford University Press, 2000, pp1421–1432

■ 补充阅读

Balint M, Ornstein PH, Balint E: Focal Psychotherapy: An Example of Applied Psychoanalysis. London, Tavistock, 1972

Bauer GP, Kobos JC: Brief Therapy. Northvale, NJ, Jason Aronson, 1987

Crits-Christoph P, Barber JP (eds): Handbook of Short-Term Dynamic Psychotherapy. New York, Basic Books, 1991

Della Selva PC: Intensive Short-Term Dynamic Psychotherapy: Theory and Technique. New York, Wiley, 1996

Horowitz M, Marmar C, Krupnick J, et al: Personality Styles and Brief Psychotherapy. New York, Basic Books, 1984

Levenson H: Concise Guide to Time-Limited Psychodynamic Psychotherapy. Washington, DC, American Psychiatric Press, 1997

Malan DH: A Study of Brief Psychotherapy. London, Tavistock, 1963

第 14 章

边缘型人格障碍以及
其他严重病理性格的心理治疗

不论对于新手治疗师还是经验丰富的临床工作者而言，患有边缘型、分裂样或自恋型人格障碍的病人都是很困难且极具挑战的病人群体。或许没有其他哪个族群的病人，会让治疗师如此强烈地卷入病人情感世界的紧迫局面当中。因为病人的基础焦虑非常强烈而原始，在临床情境中时常动荡不宁，对治疗师也容易产生快速而强烈的移情情感，所以对这些病人实施的治疗引发了治疗师情感上的挑战。

■ 边缘型病人

诊断

术语"边缘型人格障碍"用来指具有形态各异症状图景的一群病人，可能会呈现几种症状学模式（Kernberg，1975）。例如，假如一个病人具有大量而多样的症状，包括严重且自由弥漫的焦虑、许多的恐惧、强迫性仪式、转换症状或疑病症状，那么就应该考虑边缘型人格的诊断。这些病人较为明显地使用原始防御机制，而且所内化的客体关系具有种某特质，这在他们的人际关系中很明显。在心理动力学心理治疗中，相同的防御和客体关系模式会被激活（表14-1）。在过去几十年里，被大量讨论的以及在与边缘型病人的心理治疗中非常重要的一点，就是这些病人所使用的分裂。分裂（splitting）指将正性的自体和客体表象与负性的自体和客体表象进行主动分离。这种重要的防御机制部分地源于这些病人缺乏整合的精神结构。

表14-1　边缘型人格障碍病人的防御机制

防御机制	病人的行为
分裂	将正性和负性的自体及客体表象进行分离
否认	故意忽视重要的现实情况
贬低	轻蔑地极力贬低及拒绝
原始理想化	夸大别人的力量和声望
全能感	夸大自身的力量
投射	将自身的冲突性冲动强归因于别人
投射性认同	对某人进行投射，然后企图控制此人

边缘型病人缺乏稳固而现实的自体表象、缺乏健康的自尊和对作为养育者的母亲人物缺乏基本信任。因此，在成年后的生活中，这些病人在所有的关系中都感到缺乏信任，尤其是在亲密的关系当中。由于边缘型病人的分裂机制，临床图景可能会非常快速地剧烈变化。例如，病人可能会在某个时刻理想化治疗师，而在之后的不久又贬低治疗师，或者是反过来。与之相似的是，病人的人际关系质量可能也以一种混乱的方式表现改变。举例来说，病人可能报告说昔日的好友和同盟快速转变为被贬低的敌人。在对边缘型病人进行心理治疗时，处理他们的分裂机制是一项主要的任务。

在边缘型病人身上的其他一些重要防御机制包括否认、贬低、原始理想化、全能感、投射以及投射性认同。贬低和原始理想化常常体现在极力低估或夸大治疗师的力量和声望方面。全能感可见于病人对自己的思想和情感力量的夸大上面。

在治疗情境中，投射会引发病人将自己的冲动、情感和其他精神内容归因于治疗师身上。投射性认同是一种有漏洞的投射。例如，病人可能将自己的敌意投射给治疗师，然后充满恐惧地预期会遭到攻击。与此同时，病人感到自己一定程度上与房间里的敌意有关联或者负有责任。换句话说，病人仍然认为自己与那些敌意有关，并且感到需要试图控制所预期的治疗师的攻击性表达。

冲突

边缘型病人主要的内部冲突是原始的或本质上是前俄期的（聚焦于早期的母子关系和依恋、需求、自尊以及养育问题）。这导致了边缘型和神经症病人之间的巨大差异。神经症病人主要的挣扎在于后期发展的议题，包括巩固性别认同、解决俄狄浦斯期有关的渴望和竞争以及通过坚定的价值观建立成熟的自我目标和良知（或超我）。与之相反，边缘型病人在世界上从未学会感受安全。精神分析的发展理论学者们曾描述说，一个未来的边缘型病人的早期历史中，母婴关系是紊乱的。分离个体化的和解期是一个特别脆弱的时期。正是在这个时候，学步期的孩子感受到足够安全去开始自己探索世界，安全感源自孩子知道，折返回来的时候，可以找到一个母亲式的人物来获得情感供给。因为天生高水平的攻击性或母婴配对关系中有过度强烈的矛盾情感和敌意，这些孩子从未彻底感受过安全。他们从不确信他们的母亲（以及后来生活中的其他人物）会对他们有正性的情感以及会满足他们的需求。

形成这种基本信任（basic trust）或客体恒常性（object constancy）的情感是人格发展早期阶段的一个基本任务。

如果这些发展性的里程碑没有达到，孩子（以及后来的成人）就会对毁灭的焦虑（annihilation anxiety）格外易感。这种势不可挡的焦虑会变形为一种体验，将普通的生活危机体验为危及生命的情形。正是这种焦虑，使得边缘型病人试图去对其进行限制和控制，通过使用那些原始的防御机制——分裂、否认、投射等。也正是这种焦虑，在边缘型成年病人徐徐推进的密集心理治疗中如愿地渐渐得以激活和缓解。毁灭焦虑的强烈程度使得这些病人的防御相当坚固，而且导致治疗议题以及移情-反移情议题变得非常强烈和极具挑战性。

边缘型病人在一些方面的困难最为严重，包括对他人的信任、感受安全，而且很难感到自己是可靠而有价值的人，能够在世界上获得成功。然而，临床医师不应该忽视一个事实，即这些病人也会具有与神经症病人相仿的俄期冲突。更早期的发展问题被延伸到后面的发展任务中，包括巩固性别认同以及解决性方面竞争（俄狄浦斯期冲突）的任务。这就好像是展现了生命这所学校的图景，没有人完全不及格，也没有人可以不必继续进入下一个年级。不管是否愿意，我们都被推着往前走，去面对所有的困难议题，也不论我是否准备好，都在伴随着来自早期未能解决的冲突前行。早期未经解决的议题与后来生命阶段的焦虑相融合，并且给予这些焦虑一种特殊的形式。

因此，一个未来可能出现边缘型人格障碍的病人，感觉无法确信母亲的大部分正性情感付出，同时根本上感觉在世界上不安全，他将过早地趋向父亲并且体验到一种强烈而不成熟的俄狄浦斯期冲突。通过这种方式，孩子试图去解决性别和与生殖有关（或者性方面）的冲突，并且与此同时，获得令人安慰的与母亲亲近的感觉，孩子感到从母亲式的人物那里得到的这种亲近不够。因此，在边缘型病人的治疗当中，在移情反应中激活了性的冲突时，临床医师必然会看到那些重要焦虑的分层情况。对于这些病人而言，情欲性冲突、依恋以及妒忌这些话题常常比神经症病人更容易开放地讨论。这种开放性之所以发生，是因为处于"更高水平的"性关注，部分地作用于掩藏更深层和更为严重的问题，包括不信任和糟糕的客体恒常性的问题。最近，理论家们认为边缘型人格障碍是病人的一种临床表征，说明了特别脆弱和破碎的自体。从这个视角看，边缘型病人的症状在失去与他人稳定关系的时候会出现。具有边缘型人格的个人所依赖的这些关系被称为自体客体（self object）联结。这些稳定关系的破裂导致暴怒和混乱的行为，常常就是边缘型病人的写照。从这一观点来看，边缘型人格障碍代表了一种特别严重的自体混乱形式。

特别是聚焦于主体间性理论的心理动力学学者，他们甚至质疑"边缘型"诊断标签的有效性和常见理解。在他们看来，暴风骤雨般的治疗过程以及随之而来的诊断，常常是一种对治疗师反应的结果，因为治疗师很难理解病人那些被公认的原始状态及较原始联结的发展性意义，一些脆弱的病人需要与治疗师建立这种联结。根据主体间性理论家的看法，在移情中的暴怒通常不会用投射性认同一类的概念来进行解释，即不去谈从病人心理上分裂出来的、未整合的部分进行投射性认同的机制。相反，一个暴怒中的"边缘"式移情引发了防御型的反移情，这常常是在一段独特的医患关系的主体间性领域中出现了具体破裂的结果。当治疗关系因治疗师缺乏理解、接纳以及没能恰当地处理原始自体客体移情期待而脱轨时，此关系不慎又合并了病人脆弱的自体感，那么破裂就发生了（Stolorow et al.，1987）。

从依恋理论学者（他们的婴儿观察研究继续着约翰·鲍尔比关于形成于婴儿期的依恋模式的工作）的视角来看，边缘型病人的心理病理部分地由儿童早期的创伤形成。这些经历导致了异常的依恋模式，抑制了正常的能力发展，使病人没有能力思考自身的内心生活和他人的内心生活。然后边缘型病人产生了对情感和思想错误及歪曲的图式印象（Fonagy，2000）。

从传统意义上看，人们认为边缘型人格障碍相当难治疗；如今，有资料支持心理动力学心理治疗或许可以作为这一病人群体有效治疗的选择。与这些病人工作的经验显示，他们在治疗中可以逐步提高到更为整合和较少崩解的自恋型人格功能水平上。

开始治疗

从与边缘型病人的治疗一开始，治疗师就需要在脑海中记住几个重要的问题去下诊断和控制危险的见诸行动。由于强烈移情的快速出现，见诸行动可能会是所呈现问题的一部分，或者可能在治疗早期爆发。病人的过往史在判断可能的暴怒和自我伤害行为方面是一个很好的指针，尤其是引发过住院、自杀尝试以及其他退行行为的事件。

临床医师必须准备好处理病人的退行和自我伤害行为（表14-2）。治疗师可能启用辅助的内科医生来帮忙处理所需的药物治疗问题，以及启用一位社工来监督和协助构建病人的日常生活。拥有一些可利用的服务也会很有帮助，包括急性精神科住院服务、急诊病房的精神科服务以及不间断的电话值班，在周末和休假期间尤其如此。此外，跟与精神病学意义上更为完好的病人工作相比，与边缘型病人工作时治疗师需要以一个更为审慎的态度来对病人的生活事件和交流方式进行理智思考。由于这些病人缺乏信任以及否认痛苦情感，他们常常以一种拐弯抹角且不带情感的方式预告想要自杀或者其他危险的情绪丛。

表14-2　治疗边缘型人格障碍及其他严重性格病理病人的原则

通过以下方式处理破坏性的见诸行动：
　　住院
　　造访急诊室
　　药物治疗
　　环境建设
　　可找到的内科医生
使用智力和情感共同理解病人的交流方式
快速而巧妙地解释负性移情和现实歪曲
解释原始防御机制（见表14-1）
涵容并理解反移情反应

治疗师的情感和智力立场应该是付诸情感的冷静，这建立在关怀、兴趣以及中立的基础上。应该避免建议和操纵。通常，已经获得的历史资料诱惑治疗师去做出不成熟的解释。事实上治疗师应该慢慢思考加工，以及谨慎地给出将病人当前的问题和早期生活中的发展性议题链接在一起的解释。在此时此地探索负性移情非常重要。正性移情用于促进治疗而不用解释。此外，要澄清病人的知觉，阻断见诸行动，认真地解释其原始的防御。

病人的防御机制

对边缘型病人的原始防御机制进行工作是边缘型病人心理治疗的主要组成部分。分裂在治疗中很明显，边缘型病人在正性和负性自体及客体表象之间相继交替，而不是在一个特定时刻体验着混合的情感或矛盾的情感。因此，很重要的一点就是在脑海中记住，当病人对一个人或者一个特定议题的态度似乎与前一天或前一周完全不同时，那这种转变可能是分裂的结果，而不是真实的改变，正如在下面的例子中所看见的：

> 一位25岁的已婚女士前来治疗。她对居住在另一个城市处于弥留之际的母亲有着未解决的强烈依赖感，她报告了与之相关的症状。病人长期体验到肠胃方面的症状及焦虑，如今这些都因为她的压力而放大了，她感到这种压力来自她的论文女导师。她描述说这个女人是古板、挑剔而且好竞争的"妓女"，年华老去却暗地里妒忌病人的美貌与天赋。病人对她的婆婆以及几位女性熟人有相似的负性看法。在治疗中，她很快将治疗师理想化为一位温暖而智慧且可以引领她的人物，然而当她意识到治疗师要求她为回家探亲而错过的预约付费时，那种印象突然间化为泡影。在这种幻灭的时刻，病人将治疗师说成是冷酷、剥削、狡猾而无情的人。在这些攻击的压力下，治疗师也将病人体验为挑剔、苛求、蔑视和心胸狭窄之人，很像是病人所憎恨的论文导

师和婆婆。

当母亲去世后，病人对治疗师正性和负性体验之间的震荡加剧，对病人生活中的重要他人也如此。病人交替着出现对额外治疗会谈的感激之情，以及怀疑治疗师故意骗她的钱。她感受到对鳏夫父亲的爱和保护，然后当他开始与另一位女性约会的时候，她非常憎恨父亲并且希望他死，她每次花费数周时间在这两者之间交替。

历经很多个月，当病人有时候对治疗师和父亲充满恨意时，治疗师通过提醒她想起那些更为正性的情感，以及提醒她在忍受自身矛盾情感方面的困难，来对病人的分裂机制进行解释。最终，病人能够在情感上比较矛盾地看待治疗师和父亲，并且把他们当作人类看待——不全好也不全坏。在这之后，病人尚能体验和说出她对母亲去世的强烈悲伤。经过几年对她恨意和爱意之间分裂的修复，才可能去追溯病人与母亲竞争的敌意，她过去拒绝承认这种竞争，也只有这时才有可能追溯到她对那全然保护和"圣洁"母亲的愤怒。

与那些整合较好的病人工作相比，治疗边缘型病人的治疗师为了让他们整合起来，必须对病人的不同表象和情感状态进行大量的组合、整理和回想。只有这样之后才可能向病人回过头来呈现同一个冲突的不同部分，这些部分曾为了防御而被分隔开。除了澄清和解释为了防御而使用的分裂机制之外，治疗师还要面质和解释边缘型病人其他典型的防御机制（表14-1）。接下来的例子说明了这些要点。

案例1   一位酗酒病人在治疗的进程中脱离了一段槽糕的婚姻，在与一个不成熟且不负责任的丈夫的关系中，病人扮演了一个受虐而顺从的角色。在这段婚姻结束后，她发现她肩负着大量增长的经济负担，她全职工作，并且独自照顾家庭和年幼的孩子们。在很多次会谈中，随着病人获得了不断增长的自主功能，她说到和联想到她的焦虑、无助和怨恨。然而，治疗师注意到历经数周，病人没有提到她喝酒的事情，有时候她喝到很危险的地步。当治疗师将病人的注意力拉到这件事情上时，面质了病人的否认，以及提出了这些严重但被忽略的资料，病人突然大哭起来，并且承认她害怕酒精会害死她。随着否认喝酒这件事情，她同时也否认了她惊恐的强烈程度。

　　案例2　一位53岁的女性经过了几年的密集心理治疗，已经慢慢脱离了隔离状态以及自杀观念。在对治疗师感受到一种新的感激之情和喜爱之情的数周后，她忽然间故态复萌。一天早上，治疗师在预约中迟到了11分钟，病人有些愠怒、愤恨并且生闷气。经过治疗师温和而坚定地要求，病人表达了她的感受，得以引出病人对治疗师近乎偏执的描述，她认为治疗师傲慢、疏远、古板、高傲以及对病人自己忙碌的工作日程不屑一顾。治疗师然后问病人，这些描述事实上是否与病人这些年体验到的感受相一致。

　　病人很困惑，承认感受不一致，但是这与有时候她对母亲的感受一致。最为重要的是，这和病人自己常常对员工的感觉一致。病人也承认，在最近几次会谈中对治疗师的正性感受引发了她的焦虑不知所措。

在最后这个临床片段中，说明了给边缘型病人做治疗时会遇到的几个重要议题：

- 病人对投射性认同的使用很明显。她自身那些傲慢、残酷和好惩罚的部分被投射到治疗师身上，但是病人仍然对于接触到自身这个部分感到焦虑，以及害怕她预计会指向自己的敌意。

- 此治疗片段展示了快速面质和探索负性移情的重要性，因为负性移情会让治疗联盟恶化和瓦解，而威胁治疗的连续性。

- 在这个案例中，在出现一个对治疗师新的亲近感和欣赏之情以后，病人出现了非常典型的移情性退行，在之前疏远而敌意的病人中间这种情况尤胜。就像病人解释的那样，她情感上的隔离和怀疑虽然痛苦但是熟悉，而她很害怕在一个信任和爱的关系中迷失了自我。

- 此治疗片段也展示了澄清病人知觉的重要性，尤其是当他们处于与现实严重不符的情况下更是如此（Volkan，1987）。在这个案例中，假如移情反应被允许持续存在，就可能变成一种移情性精神病（transference psychosis）——对治疗师妄想性的信念加上现实检验的丧失。与精神病人相反，在边缘型病人那里，一个移情性精神病通常被限制在治疗会谈当中，而不会伴有治疗时段之外的混乱。然而，这可是一个不祥之兆，需要立刻及细致地加以注意。

　　边缘型病人常常不理解治疗师使用的词汇。边缘型病人的家庭使用语言来进行操控或者来意指与其表面内容相反的含义。治疗师的口语经验在技术上有着重要的影响，尤其在强烈的移情反应出现的时刻。正如在前面的治疗片段中那样，与这样的病人工作时，不要去安慰病人，也不要理会病人对治疗师意图的恐惧，这两者都很重要。通常，在负性移情剧烈的时候，行动的声势大于语言。例如，虽然有些矛盾，但是给一位敌意十足、兴师问罪和令人恐惧的病人提供一次额外的面谈，会比声称治疗师的善良意图要更有帮助一些。治疗师以一种冷静而非防御的语气重复病人对自己的控诉，能够很好地帮助病人趋向现实检验地看待治疗师的"险恶"用心，同时邀请病人一起探索，以及对病人的情感交流表现出接纳和重视。

由于边缘型病人的冲突之强烈以及自我之脆弱，许多病人都是行动派，会迅速变得消极和阻抗，对治疗师的话置若罔闻。一个解释令一位病人大吃一惊，过后她承认那解释非常准确。然而她的第一反应却是报以敌意："这是什么意思？"另一个处于相似情境的病人说："你说的我只听到了一半，而我觉得我整个上午都被纠缠不休。"治疗师需要温和而机敏地推进，并且驻记在心，与这种类型的病人工作时，负面情感是不可避免的。

反移情

如何使用和边缘型病人之间的移情–反移情关系是治疗师要学习的最为困难也很消耗情感的技术，然而也可能是最具回报的技术。对于年轻的临床医师来说，理解这种相互作用通常很困难，年轻医师可能听到病人对治疗师技能那种典型的贬低，而恰好又是对于自身缺乏经验的准确反映。治疗师在这种情境中的无助感会引发对治疗关系的有害影响。

保持下面这些视角和态度，会对治疗师有所帮助（表14-3）：

- "病人归结于我的那些东西有少部分可能是真的；即使如此，病人体验我的方式仍然是和病人自己内心的冲突相关联的。"所有人都会涉及相似的状况，例如，为了努力整合对一方家长的严酷感受，病人可能从治疗师那里暂且成功地引出一些因反移情而起的严酷态度。

- "面对病人满怀敌意和冷漠的责难，我将不会丧失信心，确信尽管我偶尔会因反移情而产生强烈的恼怒，但我根本上仍然是一个负责任和关心病人的医生，关心病人的福利。"

- "我应该本着兴趣和关怀而采取一种接纳病人负面情感的态度，并且着眼于解释这些情感，而无须认为它们跟我个人有关。"有时候，用一种非防御的语气冷静地再次重复病人的指控，并且抱有探索的意图,对于消融敌意会大有帮助。

- "我会采取一种态度,利用每一节会谈去推动进步及理解。我将长期为进步缓慢付出耐心,那就是许多边缘型病人进步的速度。"然而边缘型病人强烈的防御会麻痹治疗师,不知不觉度过了很多次会谈,而从不对这些防御进行面质,这将会破坏治疗的深远意义,并导致僵局出现(Kernberg,1977)。

- "我将努力诚实地识别我可能会对病人产生的强烈愤怒和憎恨,并且努力去理解引发我反应的移情性情感。"假如因为这些情感冒犯了一位关切的医生的自我形象,而使治疗师掩藏这些情感,则可能会导致治疗的瓦解或病人的自杀尝试(Buie and Maltsberger,1974)。

表14-3　有助于治疗边缘型人格障碍病人的治疗态度

记住,病人对治疗师的体验大部分起源于过去。
要始终感觉到自己是一个关怀病人的医生。
不要把病人的负面情感看作是针对你个人的。
采取一种态度,利用每一节治疗去推动进步和理解。
诚实地识别自身的强烈愤怒和憎恨。

最后,治疗边缘型病人的目标就是实现他们对治疗师更高的安全感、更多的信任和更大的开放度。得到增长的安全感和信任之后将泛化到病人的生活中以及与他人的关系中。边缘型病人无疑是很有依赖性的,尽管他们强大的防御时常掩盖了这一特质。就像在"病人的防御机制"这部分的最后一个案例那样,治疗中信任和依赖的体验既是必要的发展,但也相当令人畏惧。这一部分应该缓慢接近,要认识到病人会迟疑不决地展开。随着边缘型病人体验到对早在儿童期遗留下来的依赖性得到理解和缓和,他们也会体验到自我依靠和自尊的增长。

■ 自恋型和分裂样病人

自恋型和分裂样病人的潜在焦虑和所使用的防御机制本质上与边缘型病人有很多相似之处。然而，和边缘型病人相比，自恋型病人趋向于拥有更为稳定的个人史，尤其是工作史。但是就像边缘型病人一样，一个自恋型病人的个人史也会显示出缺乏信任的亲密关系这一特征。自恋型病人的治疗聚焦在比边缘型病人更窄的范畴。自恋型病人不那么偏向毁灭焦虑，而是更多关心脆弱的自尊。自恋型病人建立典型的移情关系。一组自恋型病人表现得很浮夸并贪婪地向治疗师索取持续的赞美，他们似乎不承认治疗师有其单独的人格；另一组自恋型病人会强烈地理想化治疗师，把治疗师看作他们渴望认同的优等人物。

这两种形式的移情，称为镜像移情和理想化移情（mirroring and idealizing transferences），是自恋型人格障碍的特征（Kohut，1971）。患有这种精神障碍的病人将治疗师当作自己的延伸物来对待，非常像一个很年幼的孩子认定有权利拥有母亲的关注而不考虑她有自己的需要。总的来说，对病人的解释要指向病人缺乏自尊和渴望父母的赞美、表扬、教导、塑造以及准确地反映病人的人格。随着治疗的进行以及自尊的稳固，这些病人体验到有更多能力去调节自尊、情感深入以及加深亲密关系。反移情的痛苦容易围绕某些内容，包括治疗师被看作病人延伸物的不舒服感，和治疗师难以经受和解释病人对赞美和善意保护的要求。

因为在和自恋型病人工作时，自我的聚合度和自尊在刺激人类发展方面的重要性变得更为清晰。从这一观点来看，缺乏和丧失正常的自体客体联结和自我聚合方面的脆弱性，比驱力和俄狄浦斯期冲突更为重要。

分裂样病人很像是安静的边缘病人。总体上，他们的个人史不那么混乱，但是和边缘型病人一样缺乏基本信任。和边缘型病人相比，他们没有那么引人注目、情感更稳定，以及不那么容易见诸行动。治疗师会被分裂样病人表面上的冷静所欺骗，也会低估了他们绝望的程度，由于分裂样病人缺乏信任，所以他们无法直接谈论这种绝望。特别是与这样的病人工作时，治疗师必须既智慧又感性地觉察病人生活中的事件，它们可能会触发自杀的想法，比如失去工作甚或是失去一个"普通"朋友或熟人。对分裂样病人的治疗目标就是提高他们情感接触、信任以及提升自尊的能力。

■ 总结

边缘型、自恋型和分裂样病人的心理治疗是艰难的，但可能会带来很大的回报。尤其是与这一脆弱的族群工作时，治疗师对病人的交流内容兼具理性和感性的理解。这种理解对治疗师的监控能力非常重要，帮助治疗师监控病人日复一日的安全感；以及最终帮助治疗师去整合病人分裂开来的正性和负性自体及客体表象。治疗师要说明病人的分裂、否认、负性移情、现实歪曲以及原始防御机制，这些也很重要。机敏、共情和小心把握时机都很关键，而负性移情从来无法完全避免。反移情情感常常很强烈而且难以涵容。然而，忍受和考察这些反应是有力的治疗工具。最后，对这些病人有治疗意义的做法就是治疗师去理解、涵容、整合以及如实地呈现病人强烈而痛苦的情感。

■ 参考文献

Buie D, Maltsberger JT: Countertransference hate in the treatment of suicidal patients. Arch Gen Psychiatry 30:625–633, 1974

Fonagy P: Attachment and borderline personality disorder. JAm Psychoanal Assoc 48:1129–1146, 2000

Kernberg OF: Borderline Conditions and Pathological Narcissism. New York, Jason Aronson, 1975

Kernberg OF: Structural change and its impediments, in Borderline Personality Disorders: The Concept, the Syndrome, the Patient. Edited by Hartocollis P. New York, International Universities Press, 1977, pp275–306

Kohut H: The Analysis of the Self: A Systematic Approach to the Psychoanalytic

Treatment of Narcissistic Personality Disorders. New York, International Universities Press, 1971

Stolorow RD, Brandchaft B, Atwood GE: Treatment of borderline states, in Psychoanalytic Treatment: An Intersubjective Approach. Hillsdale, NJ, Analytic Press, 1987, pp57–77

Volkan VD: Six Steps in the Treatment of Borderline Personality Organization. Northvale, NJ, Jason Aronson, 1987

■ 补充阅读

Adler G: The borderline-narcissistic personality disorder continuum. Am J Psychiatry 138:40–50, 1981

Chatham P: Treatment of the Borderline Personality. Northvale, NJ, Jason Aronson, 1985

Kohut H: The Restoration of the Self. New York, International Universities Press, 1977

Kohut H: How Does Analysis Cure? Chicago, IL, University of Chicago Press, 1984

Lichtenberg J: Psychoanalysis and Motivation. Hillsdale, NJ, Analytic Press, 1989

第 15 章

支持性心理治疗

在临床实践中，支持性心理治疗是最为常用的心理治疗方法。尽管如此，对这一治疗方法仍然鲜有著述，甚至少有对此领域系统的研究。大量对支持性心理治疗疗效以及有关技术的基本认识，来自有关心智功能的精神分析观点（Buckley，1986；De Jonghe et al.，1994；Rockland，1993）。支持性心理治疗对治疗师的技术要求非常高。治疗师必须理解发展史在病人疾病形成方面的作用，还必须透彻地理解治疗联盟和移情对医患关系的影响。由于和病人的关系构建得不够，因此关系更容易遭遇快速而始料不及的变化，支持性心理治疗这种治疗形式很难维系那种通常必要的长期的关系。

治疗目标和技术界定了支持性心理治疗。和其他以改变为导向的精神分析性心理治疗方法相比，在疾病、能力、生物因素和生活环境都已经限定了的情况下，支持性心理治疗旨在帮助病人重建他先前最好的功能水平（表15-1）。支持性心理治疗和其他心理治疗之间的区别，就像是病毒感染治疗和细菌感染治疗的区别一样。总的来说，病毒感染的治疗是支持性的，给予支持病人所需要的协助，以及在一个不会导致更多风险的环境中促进其自愈。相比之下，细菌感染需要使用抗生素进行专门治疗，以除去致病因素（Ursano and Silberman，2003）。所有的治疗方法——尤其是心理治疗和精神分析——都包括支持性的成分（De Jonghe et al.，1994）。

所以无论开始的这种区分是怎么出现的，这种区别更多是一种程度上的区别，而不是绝对的区别。

表15-1   支持性心理治疗：目标，病人筛选和期限

目标
    维持或重建最佳功能水平

病人筛选
    病人很健康，但是具有严重压力源；或者病人因自我缺陷而具有严重或长期
      的疾病
    病人能够识别安全以及发展信任

期限
    治疗可持续数日乃至数年

■ 筛选病人

适合做支持性心理治疗的病人会分成两类：(1) 适应良好的较健康的人，因为难以承受的生活事件而功能受损；(2) 罹患严重精神疾病或者长期心理失常，且具有明显自我功能缺陷的人 (表15-1)。非常健康的病人在顷刻之间被打垮，而一旦心智功能的平衡和心理能量的储备得以恢复，他就不会缺乏处理问题的关键性心智功能。大多数曾经遭受真实创伤性事件 (例如战争、地震、人为灾难、车祸) 的病人属于第一类，经过支持性治疗，他们会恢复正常的功能。相比而言，第二类及更为典型的病人有着长期的困难，并且缺乏一些必要的能力从改变导向的治疗中获益。

典型的病人会显现出一系列的问题，包括糟糕的现实检验能力、糟糕的冲动控制能力、人际关系狭窄、过于压抑或淹没性的情感以及对冲突的外化。支持性心理治疗的申请者不会仅仅因为理解而体验到明显的好转——要么是因为他们缺乏心理学的头脑来进行思考，要么是因为他们不会运用或泛化治疗中获得的认识。通常他们具有原始的防御，比如分裂、投射性认同和否认，这些防御导致他们习惯性地体验到世界是险恶

的，缺乏足够的安全。因此，可能很难去维系治疗联盟；治疗师可能需要使用主动的干预去展示治疗关系中对病人的关心和安全性。通常，病人的冲突和行为是长期存在的，并且从环境中引发相应的自我实现的行动。受虐的病人会找到施虐性的攻击，愤怒型的求助病人找到拒绝，边缘型或癔症型病人会找到剥削（Werman，1984）。因为这些复杂的人际内容，移情和反移情的识别与处理就成为有效支持性心理治疗的关键所在。

尽管在这些部分相对弱一些，但病人还是必须展现出在人际关系中发展信任的能力。尽管病人无法在思想和幻想层面维系一种安全感，但他也必须能够随着时间的推移在获得解释或展示的时候识别出安全性与真实情况。即使不全面，但一份稳定的工作和人际生活仍然是一个很好的预后征兆。与父母或者善良的年长手足有一些正向体验的病人，或者至少尽其所能做好的病人，常常在支持性心理治疗方法中表现良好。

对于那些具有严重自我缺陷的病人可以有支持性心理治疗以外的替代性治疗方法，临床医师牢记这一点会很有帮助。当支持性心理治疗并非必需时，心理咨询、康复服务以及环境调整都是有效的干预。此外，药物治疗也是非常有效的。然而，在没有心理治疗的情况下，药物依从性和疾病的人际与社会生活方面，普遍来说会长期缺乏改善。这些部分能够通过心理治疗工作得到治疗。

■ 技术

就像在其他精神分析取向的心理治疗中那样，对病人发展史和防御机制的深度理解对于支持性心理治疗一样重要。只有具备了这样的认识，治疗师才能够准确地评估治疗联盟常见的变化，才能知道何时以及如何去处理病人的防御。这些是提供支持的核心部分，也是一种难于理解的概念和难于掌握的技术。

在支持性心理治疗中与病人建立和维系一个好的工作关系是绝对优

先的部分。治疗师规律地、可预测地提供帮助形成了治疗关系的基础，以及病人生活中新经验的基础（表15-2）。因为支持性心理治疗不像其他心理动力学心理治疗方法那样，将治疗和关系建立在病人在治疗中所观察的以及每时每刻所报告的情感状态上面，或者建立在对治疗师感受的谈论上，因此在支持性心理治疗中病人与医生的关系是不同的。对于病人来说，医生的关系更像是一种指导者和精神导师。

表15-2　支持性心理治疗的技术

知晓病人的防御机制和发展性冲突

建立与维系治疗联盟

提供一个抱持的环境

组建病人的"认知"（"出借治疗师的自我"）

持续关注移情状态

以调整过的方式表达病人的情感

探索可替代的行动

节制而支持性地使用解释

使用药物并探索依从性

治疗师在任何既定的时刻都能识别病人复杂的情感状态，这样就能产生所需要的工作关系、信任及安全体验。当病人使用投射来刻画周遭的危险时，在行的治疗师能理解到病人内心正在增长的攻击性，并且去寻找什么是病人未被实现的愿望，或者寻找是什么激活了因为对一位憎恨的双亲的认同而产生的破坏性愿望。因此，运用对病人生活的心理动力学理解，治疗师就能够选择去说："你寻找下一份工作的计划是什么？"或者以一种调整过的方式去表达病人的愤怒："你感觉到了你老板的怒火，但是希望你能表达你的怒火。"治疗师能够提供支持是基于他对病人当前冲突的理解，对病人防御状态的理解以及对移情的理解。通过这些认识，治疗师就能够以一种调整过的方式去表达病人的感受、认可病人的成功，以及提供一个抱持的环境（holding environment），让病人在其中推迟和抑制采

取行动，这将缓解病人每况愈下的状况。

那种认为治疗师会给建议的常见说法，基本上是对好的心理治疗中所发生的事情的一种误解。在支持性心理治疗中，病人所体验到的矛盾情感和被拒绝给建议的感受，可能都不亚于其他任何一种心理治疗方法。支持性心理治疗中的治疗师也并非比其他心理治疗中的治疗师更加智慧。用建设和探索可选择的方法来描述治疗师的行为可能是更准确的（Winston et al.，1986）。

当临床医师告诉病人打个出租车过来见他时，临床医师正在为病人的内心和外在生活提供暂时的建设，此做法与住院治疗的做法相似。这常被称为"将治疗师的自我出借给病人"。然而，当病人要去做一个复杂的决定，例如离婚、再婚或者换工作时，治疗师通常会通过与病人一起探索所有的可能性和各方利弊，最大程度地帮助病人并且极佳地维系治疗联盟。

实际上这种技术与精神分析性心理治疗并非大不相同。然而，在精神分析性心理治疗中，在识别出导致盲点的神经症性成分之后，这个部分常常由病人自己来执行。在支持性心理治疗中，治疗师也帮助病人看到为何他会忽视那个部分——"我在想你曾经没有提到过不回你母亲家的想法是否因为你不想让她失望？我们知道那令你感觉多么糟糕"——然后在阐明这些部分之后探索可能的选择——"噢，对，当你感觉不回去会令母亲失望时，你会感觉很糟糕，但是你也可以在你的工作和决定你的家庭需要什么的时候感到有更多的掌控。"

治疗师识别和尊重病人交替出现的独立渴望和获得供给渴望的能力，可能会引发治疗师反移情式的挫败感。病人可能对一次成功所做的反应是需要撤退到治疗师的积极关注和保护当中。这种常常来回重复的桥段要求一个善解人意的治疗师能够看到这出在历史背景下的剧目，而不认为这是一种个人的失败。在许多次的重复之后，治疗师会找到一种方式去和病人谈起这种不断交替的行动，而病人不会感到治疗师在拒绝他或者治疗师被病人的需要挫败。

尽管解释不是支持性心理治疗的主要技术，但在这种技术在这种方法中也会存在（表15-3）。然而，在支持性心理治疗中给出解释的方式有所不同，在频率上和在准备工作上不同，后者要确保病人能够听懂解释而且感到支持和有用（Pine，1986）。治疗师经常在病人处于情绪强度较低的状态时给出解释，同时病人也能注意到一个解释将很快给出，并且给出解释的目标是降低病人的焦虑。此外，也要明确地给病人更多空间允许他们拒绝所给出的解释（"或许你会感觉到……"）。在给出解释之后治疗师不必保持沉默，而是明确地提供语言和情感上的支持，以帮助病人继续加工这些新的素材。

表15-3   在支持性心理治疗中使用解释
节制地使用解释
帮助病人做准备
在做解释的同时提供安慰
给予病人拒绝接受解释的空间
帮助病人修通对解释的反应

药物的使用通常是支持性心理治疗一个重要的方面。探索病人因药物改变而产生的感受和想法能促进药物依从性。当病人感到他的担忧被听到时，就更有可能感到安全。神经症性或精神病性的冲突部分（例如"这个药是我妈妈曾经吃过的！"）可能导致停药，应该探索并且支持性地解释这些冲突部分，并且应该提供准确的信息。有时候，换另一种药物也能保护药物依从性，而一个对问题的动力学理解有助于筛选药物。

■ 参考文献

Buckley P: Supportive psychotherapy: a neglected treatment. Psychiatric Annals 16:515–521, 1986

De Jonghe F, Rijnierse P, Janssen R: Psychoanalytic supportive psychotherapy. JAm Psychoanal Assoc 42:421–446, 1994

Pine F: Supportive psychotherapy: a psychoanalytic perspective. Psychiatric Annals 16:526–534, 1986

Rockland LH: A review of supportive psychotherapy, 1986–1992. Hosp Community Psychiatry 44:1053–1060, 1993

Ursano RJ, Silberman EK: Psychoanalysis, psychoanalytic psychotherapy,and supportive psychotherapy, in The American Psychiatric Publishing Textbook of Clinical Psychiatry, 4th Edition. Edited by Hales RE, Yudofsky SC. Washington, DC, American Psychiatric Publishing, 2003, pp1177–1206

Werman DS: The Practice of Supportive Psychotherapy. New York, Brunner/Mazel, 1984

Winston A, Pinsker H, McCullough L: A review of supportive psychotherapy. Hosp Community Psychiatry 37:1105–1114, 1986

■ 补充阅读

Applebaum AH, Levy KN: Supportive psychotherapy for borderline patients: a psychoanalytic research perspective. Am J Psychoanal 62:201–202, 2002

Dewald PA: Principles of supportive psychotherapy. Am J Psychiatry 48:505–518, 1994

Kahana RJ, Bibring GL: Personality types in medical management, in Psychiatry and Medical Practice in a General Hospital. Edited by Zinberg NF. New York, International Universities Press, 1964, pp108–123

Kernberg OF: Supportive psychotherapy, in Severe Personality Disorders: Psychotherapeutic Strategies. New Haven, CT, Yale University Press, 1984, pp147–164

Kernberg OF: Psychoanalysis, psychoanalytic psychotherapy and supportive psychotherapy: contemporary controversies. Int J Psychoanal 80:1075–1091, 1999

Novalis PN, Rojcewicz SJ Jr, Peele R: Clinical Manual of Supportive Psychotherapy. Washington, DC, American Psychiatric Press, 1993

Pinsker H: A Primer of Supportive Psychotherapy. Hillsdale, NJ, Analytic Press, 2002

Wallace ER: Supportive psychotherapy, in Dynamic Psychiatry in Theory and Practice. Philadelphia, PA, Lea & Febiger, 1983, pp344–371

心理动力学心理治疗简史

　　心理动力学心理治疗有百余年的历史（表附录-1）。在其中做出贡献的重要先驱人物包括 Jean-Martin Charcot 和他的学生 Pierre Janet。Charcot 在巴黎与歇斯底里的病人工作，并且识别出癔症的心理根源，将其与神经性疾病进行了区分。Charcot 相信容易罹患癔症的人有身体状况和先天体质方面的因素。Janet 也认为癔症是源于心理的，从而建立了一个心理动力学理论来解释这个起源。通过治疗这些病人，他描述了一种类型的心理疗法，能够恢复心理上的平衡以及解除潜意识中固着观念的影响。西格蒙德·弗洛伊德（Sigmund Freud）的同事约瑟夫·布洛伊尔（Josef Breuer）对贝莎·帕蓬海默（Bertha Pappenheim）的治疗开启了弗洛伊德时代。弗洛伊德和布洛伊尔19世纪90年代（Breuer and Freud，1893—1895/1955；Wallerstein，1989）在《癔症研究》（*Studies on Hysteria*）上刊载了案例中"安娜·O"这位女性的治疗。帕蓬海默的许多症状似乎都与她个人的创伤记忆有关，治疗聚焦在通过催眠去恢复那些个人的创伤记忆。在这个早期阶段，弗洛伊德对他的病人持续使用催眠。他原初的临床理论建基于病人对先前未曾表达的情感（情绪）的宣泄（abreaction），这些情感与过去的创伤事件有关，能在催眠过程中被回忆起来。

表附录-1   心理动力学心理治疗历史

年代	贡献者	贡献
1889	Charcot	癔症的心理根源
1901	Janet	一种动力性心理治疗 "潜意识固着的观念"
1895	Breuer	贝莎·帕蓬海默的治疗，通过使用催眠来宣泄创伤性记忆以缓解症状
1900—1923	西格蒙德·弗洛伊德	冲突引发症状的本能理论 自由联想技术 潜意识、压抑、移情以及阻抗的理论
1936—1965	安娜·弗洛伊德	对防御机制的详尽阐述 对儿童游戏治疗的介绍
1929—1945	克莱因	对儿童的心理治疗 治疗焦点在于嫉羡与攻击性
1940	费尔贝恩	聚焦于与照顾者的早期关系 客体关系理论
1966—至今	科恩伯格	客体关系理论家 聚焦于分裂和严重人格障碍的治疗
1971—1981	科胡特	自体心理学 聚焦于自体聚合以及自尊
1960s—至今	婴儿研究者	记录以及更大程度上认识婴儿发展
1960s—至今	短程心理治疗研究者和治疗师	心理动力学心理治疗的实证研究 提高短程心理动力学心理治疗的技术
1970s—至今	创伤研究者	确认了虐待和创伤在精神病性障碍中的重要作用 聚焦于创伤病人的心理治疗
1970s—至今	鲍尔比，梅恩，艾斯沃斯	依恋理论
1970s—至今	Stolorow, Atwood, Greenberg, Mitchell	主体间性与关系理论

弗洛伊德从他的病人那里听到很多童年期受诱惑的故事，他一开始认为它们是真实的，后来他断定这些故事当中许多都是基于幻想，并且受到儿童的性心理本能发展的影响。这是弗洛伊德的第二个理论，在1905年的"性学三论"（S. Freud，1905/1953）中得以详尽阐述。在这篇论文和接下来的作品中，弗洛伊德勾勒了儿童如何通过儿童早期的口欲、肛欲和性器阶段的透镜来认识世界。这些发展的阶段，以及与它们相关的冲动会因为照顾者的反应引发冲突，结果导致压抑以及后来的症状。

弗洛伊德特别强调围绕俄狄浦斯冲突（oedipal conflict）的问题本质上有着重大的发展性影响，这种冲突就是孩子对异性父母的渴望以及对同性父母敌意的恐惧，这种冲突根植于孩子的成长，远离早期的养育者和朝向更成熟的依恋。借由引进了冲突的概念，弗洛伊德的临床方法从使用催眠和宣泄，转移到探索和解释被压抑的婴儿式愿望（尤其是那些与身体冲动有关的）。弗洛伊德的技术转向自由联想（free association）：引导躺椅上的病人以一种不保留的方式谈话，说出所有进入脑海的想法。

随着弗洛伊德与病人工作的经验增长，他开始在病人身上注意到有一些因素会抵抗分析工作以及对冲突的发现。他将这些抵抗恢复记忆工作的心理功能称为防御机制（defense mechanisms）。经由这个发现，弗洛伊德将他的理论拓展成了著名的心智功能的三部分模型，三个组成部分为：自我（处理外部现实的理性思考）、超我（内化了的禁令和理想）以及本我（储藏着本能冲动以及相冲突的冲动和愿望）。弗洛伊德认识到这些将冲突保留在无意识中的力量，安娜·弗洛伊德（1966）在此理解的基础上进行了扩展，她在1936年的《自我与防御机制》（*The Ego and the Mechanisms of Defense*）一书中详细阐述了防御机制。

自弗洛伊德之后，许多临床医师在更深和更广的程度上继续观察和描述临床现象，以及在为范围不断扩大的临床问题发展更新的技术。安娜·弗洛伊德创立了游戏治疗来帮助心理动力学治疗中的年幼儿童。

在心理动力学游戏治疗中，儿童病人在游戏过程中把冲突演出来，治疗师解释这些冲突，类似于分析师对成人病人移情和阻抗的解释。

梅兰妮·克莱因（Melanie Klein）是在儿童心理治疗方面另一位革新性的治疗师和理论家，她贡献了她对早期婴儿攻击性和嫉羡的观察，并且拥护一种通向更早识别解释攻击性的新方法。克莱因和 W. 罗纳德·D. 费尔贝恩的贡献是让我们意识到儿童与照顾者的关系对成年后人格和行为的重要性。克莱因和费尔贝恩在早期对客体关系理论有所贡献，该理论着重阐述日后的人际模式如何脱胎于儿童早期的客体关系。这些早期关系被内化并且在病人之后的生活中被重新激活，包括在心理动力学心理治疗的移情当中。

奥托·科恩伯格（Otto Kernberg）可能是美国最重要的客体关系学派理论家，他将此临床理论扩展到与边缘型病人和有严重人格障碍病人的工作当中。他对原始防御的分裂（splitting）特别关注，它塑造了边缘病人的心智，并且成为治疗师与这些病人工作的一个重要核心。

Paula Hei 和 Heinrich Racker 的贡献是让我们认识到反移情现象在临床上有用的本质，反移情是治疗师对于病人移情的情感反应。这些治疗师强调，正是对病人移情和治疗师反移情一起检视，提供了关于病人对早期关系内在想象至关重要的信息。

海茵茨·科胡特（Heinz Kohut）进一步拓展了治疗自恋型人格障碍病人和自体障碍病人的理论和技术方法。在科胡特的经验和思想中，自尊和相对于破碎的自我聚合体验是最重要的临床议题。在他的思想体系中，所有其他的临床议题都是自体系统紊乱的副产品。他的贡献使心理治疗提高了对共情这一临床技巧的关注，以及让治疗师更关注到病人的安全感和自我聚合感，这些重要的情感讲述了关于儿童早期经验的故事。

自体心理学当中一个新的贡献就是对五种动机系统的描绘：（1）对生物性需求进行心理调节的需求；（2）依恋-归属的需求；（3）探索与自我肯

定的需求；(4) 通过敌对或退缩做出厌恶反应的需求；(5) 感官享受和性兴奋的需求。这个新的基于研究和证据的理论在对冲突性动机的讨论中提供了经典本能驱力概念的替代 (Lichtenberg, 1989)。另一个新的自体心理学研究领域阐明了病人在一个成功的心理治疗中所获得的许多推进他们成长的供给物 (Bacal, 1998)。

诸如 Robert Emde，Stanley Greenspan，Margaret Mahler 和 Daniel Stern 这些婴儿研究者和治疗师们已经贡献了大量新的实验数据和科学纪录的发展里程碑，这些都得到了证实，并且有时候挑战了关于正常发展的旧有的精神分析假设 (Nersessian and Kopff, 1996)。正是这种发展，提供了心理功能和冲突的模式，这些是心理动力学所关注的焦点。在诸多的贡献中，这些工作者使心理治疗有了一种对各种婴儿天生敏感性和天然性情的新认识。他们的工作将注意力引至发展和人格形成的过程上——这个过程是一种先天倾向和个人环境之间的交织，比弗洛伊德最初的理解更加精密。

依恋理论来源于约翰·鲍尔比 (John Bowlby) 和伙伴们的工作，他们研究了母婴之间的依恋品质以及在儿童和成人心理发展上的结果，他们观察到并描述了三种主要的依恋类型：安全型依恋 (处于稳定且较好的父母照顾中)、回避型依恋以及抵抗 / 矛盾型依恋 (分别处于父母对婴儿寻求依恋时的忽视和不可预测的反应当中)。在这个理论中，和在其他以对婴儿的观察为基础的理论中一样，实际的生活体验被看作对性格结构、精神病理、防御和整个内在精神生活的结构都起到了关键的塑造性作用。基于观察性研究的心理动力学理论是对早期精神分析理论的严重背离，后者聚焦于天生的原始本能，将其视为幻想及后来精神内部冲突和精神病理的来源 (Main, 2000)。

主体间性理论强调在心理动力学治疗情境中，两个人之间相互作用的场域。它也正是一种探寻的焦点，尝试根据一个家庭系统内个体之间主体性的互动去解释心理的发展和病理，这个家庭系统要么促进、要么抑制一个孩子在发展性任务和阶段上的体验。不像传统弗洛伊德的观点将人视为被驱力引至"驱力的客体"，主体间性理论将人视为主体和他们自身体验的组织者。主体间性理论也认为心理动力学心理治疗是病人和治疗师通过弄明白他们之间对彼此主体间的体验来尝试理解病人的情感体验（Orange et al., 1997）。

关系视角经常也结合了主体间性的视角，范围稍广，因为它通过精神内部和人际间两方面来寻求对情感生活的理解。关系视角依然支持在体质和生物先天因素的影响下，对人际间体验的内化构成了内在精神生活。内在和外在世界——即幻想和活生生的外部现实体验——都被认为是心理生活重要的决定因素（Mitchell and Aron, 1999）。

近来，在创伤影响和短程心理动力学心理治疗方面的研究者们已经拓展了我们对许多病人的临床理解和治疗技术。尽管弗洛伊德抛弃了神经症的诱惑理论，创伤方面的专家们近来已经证实了边缘型或多重人格障碍病人历史中真实创伤事件的重大影响，以及这类事件在我们日常生活中出现的频率的影响。此外，与受到创伤的病人们工作，包括儿童和大人，也令我们认识到这些病人需要心理治疗。Janis Bullman，Judith Herman，Mardi Horowitz，Richard Kluft，Jacob Lindy，Robert Pynoos，Arieh Shalev，Lenore Terr，Robert Ursano，Bessel van der Kolk，以及 Lars Weisæth 做出的重要贡献是帮助理解心理动力学理论和理解对这些病人的治疗（Nersessian and Kopff, 1996；Ursano et al., 1994, 2003）。最近，由 Paul Crits-Christoph，Habib Davanloo，Lester Luborsky，David Malan，James Mann，Peter Sifneos 和 Hans Strupp 在短程心理动力学心理治疗方面的作品强调对心理动力学心理治疗的过程和结果都要做实证研究。这些人已经对结果做出了重要的实证性调查研究，这些研究可以为心理动力学过程提供线索，以及为何种病人适合何种治疗这样决定性的问题提供线索。

尽管自 Janet 和弗洛伊德起至今跨越近百年，动力学心理治疗的历史包含了一个对信息和临床专门技术不断提升的过程。从《癔症研究》就开始透过人类生命周期来拓展对情感疾病的研究和治疗。心理动力学心理治疗透过生命周期探索心身联结以及先天素质-后天体验的相互影响对行为和我们内在及人际间生活的微妙影响。正是早期童年的模式形成了透镜，贯穿一生，我们需要通过这些透镜来看世界以及为我们的成年期体验赋予意义，这些童年模式是在我们的生物天性基础上、我们早期家庭生活体验以及我们的人际关系基础上建成的。通过理解当前症状行为与过往提供这些行为和成年认知及情感觉知模板的过往经验之间的关系，心理动力学心理治疗希望改变当前的行为模式。

术 语 表

Abstinence / **节制**　治疗师表现出某种沉默的技术立场，但并不是刻意不说话，而是为了更好地观察病人是如何组织他或她的内心世界。这一立场需要对病人做出说明和讲解。

Acting out / **见诸行动**　无意识冲动通过行动来表达，而不是语言。

Attachment theory / **依恋理论**　以安全和不安全婴儿－照料者关系中早期婴儿依恋为基础的人格和行为理论。通常会提及 John Bowlby、Mary Main 和 Mary Ainsworth。

Behavior / **行为**　思想（认知）、情绪（情感）、幻想和行动。

Boundaries / **界限**　病人与治疗师之间人际关系的规则，代表了为病人提供的最好的治疗环境，并保护病人免受剥削。

Brief psychodynamic psychotherapy / **短程心理动力学心理治疗**　一种具有焦点和有限疗程的心理动力学心理治疗，通常持续12—20节。

Case manager / **个案管理者**　医生和病人与其保持联系，以获得计划医疗的许可和报销。

Complementary countertransference / **互补性反移情**　治疗师认同病人过去的某个重要人物，而病人正在移情中体验着这个重要人物。

Concordant countertransference / **一致性反移情**　治疗师认同了病人的情感体验。

Countertransference / **反移情**　治疗师对病人的情感体验，对于治疗可能是帮助也可能是阻碍。可能会被治疗师体验为一种需要以一种特定方式对病人行动的压力。也参见互补性反移情和一致性反移情。

Day residue / **日间残留**　最近生活经验的一部分，成为梦的基础。

Defense / **防御**　参见防御机制。

Drive theory / **驱力理论**　精神分析的一种理论视角，聚焦于儿童早期的愿望（力比多的和攻击性的），认为它们是人格的最初组织者。

Ego psychology / **自我心理学**　精神分析的一种理论视角，聚焦于自我作为愿望和禁止之间的调节者的角色，以及防御机制和人格的非冲突部分。

End phase of treatment / **治疗的结束阶段**　治疗的一个阶段，通常开始于设定结束日期。病人继续着自我分析，结束、丧失以及独立的议题常常很突出。也参见结束。

Evaluation phase / **评估阶段**　最开始的2—4节会谈，用来评估病人以及做出治疗的决定。

Explorative psychotherapy / **探索性心理治疗**　参见心理动力学心理治疗。

Free association / **自由联想**　一种技术操作，鼓励病人尽可能自由地谈论，把评判搁置一边，说出浮现在脑海里的任何内容。常常只是一个相对的概念。需要向病人讲解。

Insight-oriented psychotherapy / **内省导向的心理治疗**　参见心理动力学心理治疗。

Intermittent psychodynamic psychotherapy / **间断性心理动力学心理治疗**　一种心理动力学心理治疗，具有有计划或预期中的几个月或几年的中断。每段治疗可能与短程心理动力学心理治疗或支持性心理治疗类似。这种治疗模式被定义为"间断性"，表明随着时间的持续，需要考虑周全的临床计划，这种模式的机会与局限都会得以展现。还需要对这种模式进行进一步的研究。

Interpretation / 解释　让无意识（也就是在病人意识之外的）内容意识化的技术操作。可能包括将移情与现在的体验以及过去的某个重要人物相联结。

Intersubjectivity and relational theory / 主体间性和关系理论　有关人格和行为的理论，基于：1）有关病人和治疗师的主体性体验的研究，以及人际体验的内化的研究；2）人际体验。主体间性和关系理论与自体心理学和客体关系理论有着紧密的联系，被认为是自体心理学和客体关系理论的发展。

Long-term psychotherapy / 长程心理治疗　参见心理动力学心理治疗。

Managed care / 管理型医疗　健康医疗的实施体系，它建立的基础是由健康医疗保险公司和个案管理者审核的医疗报销制度所带来的积极导向。也参见个案管理者。

Mechanisms of defense / 防御机制　一些思维（认知）的方式，目的是减少不愉快的情感状态（焦虑），并将无意识的冲突保持在意识之外。例如理智化、压抑、外化、躯体化、分裂、否认和见诸行动。

Middle phase of treatment / 治疗的中间阶段　治疗的中间部分，在这一阶段，病人和治疗师一起工作，以检查防御和移情。

Neurosis / 神经症　精神分析著作中过去所使用的旧的术语，意指"内部冲突"。

Object relations / 客体关系　"人"的内部世界，它不同于"现实"中的人，因为这是病人所体验到的世界，它充满意义与知觉，而不是现实的事件。

Object relations theory / 客体关系理论　精神分析的一种理论视角，聚焦于早期客体关系，认为它们是人格最初的组织者。

Objects / **客体**　参见客体关系。

Opening phase of treatment / 治疗的开始阶段　治疗的初始阶段，通常包括如下目的：建立治疗联盟、病人最初的极大期望及随后的幻想破灭、病人学习自由联想以及在检查防御和移情的过程中指导病人。

Primary gain / 初级获益　伴随着防御机制的使用，不愉快的情感（焦虑）得以缓解。参见次级获益。

Psychic reality / 精神现实　"内部世界"——即基于事件的意义而不是现实事件的无意识知觉。它来源于生物倾向性和发展经验。

Psychoanalysis / 精神分析　一种高强度的心理治疗，通常持续数年，旨在通过对移情的检查来阐释病人的精神现实和意义世界。聚焦于这些方面是如何影响行为的。这一术语也用于描述源于这一技术的心智功能理论。

Psychoanalytic psychotherapy / 精神分析心理治疗　参见心理动力学心理治疗。

Psychodynamic evaluation / 心理动力学评估　对心理动力学心理治疗的病人进行评估的过程。它包括：1）心理动力学倾听；2）精神状态检查；3）发展史的建构，包括重大事件、创伤和发展缺陷；4）识别过去和现在的愿望、防御机制、重要人物以及自尊的管理与改变；5）预测未来医患关系的冲突区（移情）。

Psychodynamic listening / 心理动力学倾听　从精神分析的四种心理学（驱力理论、自我心理学、客体关系理论和自体心理学）的主要视角以及病人情感世界的主体视角去倾听病人的历史和现在问题的过程。当从四种心理学的主要视角进行倾听时，精神科医生会倾听病人当前的功能和功能的过去史，也会基于现在功能和过去历史发展出关于过去功能的假设。

Psychodynamic psychotherapy / 心理动力学心理治疗　（也称精神

分析心理治疗、内省导向的心理治疗、探索性心理治疗、长程心理治疗）一种谈话治疗，以对心智功能（如防御的出现、移情和精神现实）的精神分析理解的原则为基础，而这些心智功能是精神生活的各个方面。其主要目标是通过识别源自童年的行为模式，使得意识之外的事物可以被纳入意识加工。

Psychotherapy / 心理治疗　所有谈话治疗的总称。专家和求助者之间的语言交互，其目标是改变那些给求助者带来困难的特征性的行为模式。包括认知心理治疗、人际心理治疗、精神分析以及其他治疗。

Resistance / 阻抗　临床术语，用来描述治疗师感受到病人无意识地不愿去体验那些与童年冲突有关的混乱情感。包括防御机制、次级获益、见诸行动、惩罚自己的需要，以及阻挠进步的需要。

Secondary gain / 次级获益　因为患病而在现实中所获得的具体利益。参见初级获益。

Self psychology / 自体心理学　精神分析的一种理论视角，聚焦于自体的维持、自尊、安全感和早期母子关系，尤其是分离个体化的和解期。

Supportive psychotherapy / 支持性心理治疗　旨在帮助病人重建他之前的最佳功能水平的心理治疗。它是最常见的心理治疗形式，需要妥善考虑和有技巧地运用心理动力学的原理和技术。

Termination / 结束　心理治疗的结束。这个阶段对治疗师和病人都具有挑战性。参见治疗的结束阶段。

Therapeutic alliance / 治疗联盟　治疗师与病人一起工作的基于现实的关系。

Transference / 移情　一种对另一个人的行为、感受和知觉，就好像过去的某个重要人物的体验。它是学习精神分析心理治疗所需了解的重要领域，但不仅仅限于治疗情境。

Transference resistance / 移情阻抗　想要获得移情满足的强烈愿

望，它们可能来自正性的或负性的移情体验。

Working alliance /工作联盟　参见治疗联盟。